海洋
创伤救治

主编◎管西亮

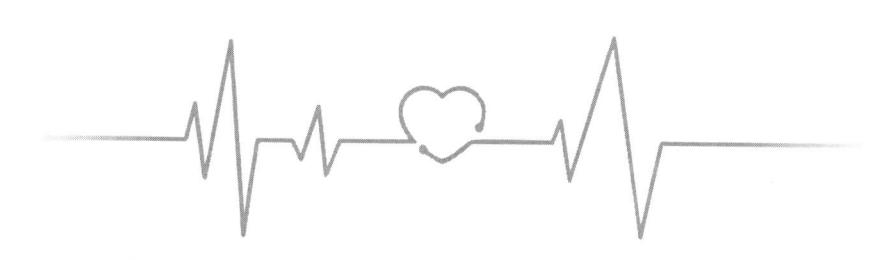

四川大学出版社
SICHUAN UNIVERSITY PRESS

图书在版编目（CIP）数据

海洋创伤救治 / 管西亮主编． -- 成都：四川大学出版社，2025.3． -- ISBN 978-7-5690-7642-4

Ⅰ．R641

中国国家版本馆CIP数据核字第2025BF9228号

书　　名：	海洋创伤救治
	Haiyang Chuangshang Jiuzhi
主　　编：	管西亮

选题策划：	倪德君　梁　平
责任编辑：	倪德君
责任校对：	张　澄
装帧设计：	墨创文化
责任印制：	李金兰

出版发行：	四川大学出版社有限责任公司
	地址：成都市一环路南一段24号（610065）
	电话：（028）85408311（发行部）、85400276（总编室）
	电子邮箱：scupress@vip.163.com
	网址：https://press.scu.edu.cn
印前制作：	四川胜翔数码印务设计有限公司
印刷装订：	成都市新都华兴印务有限公司

成品尺寸：	170 mm×240 mm
印　　张：	11
字　　数：	210千字
版　　次：	2025年3月 第1版
印　　次：	2025年3月 第1次印刷
定　　价：	68.00元

本社图书如有印装质量问题，请联系发行部调换

版权所有　◆　侵权必究

扫码获取数字资源

四川大学出版社
微信公众号

编 委 会

主　编：管西亮　日照市人民医院
副主编：王　蕾　日照市中医医院
　　　　苑芳昌　日照市人民医院
编　委：（按姓氏笔画）
　　　　王大伟　山东省立医院
　　　　毕　海　上海市第一人民医院
　　　　李　勇　日照市人民医院
　　　　汤俊君　中国人民解放军总医院第七医学中心
　　　　杜晓飞　日照市人民医院
　　　　张　鹏　山东省立医院
　　　　时浩清　海军军医大学第一附属医院
　　　　胡　鹏　日照市人民医院
　　　　费秀珍　日照市人民医院
　　　　陶扶林　山东省立医院
　　　　秦旭栋　日照市人民医院
　　　　扈延龄　青岛大学附属医院

序

随着人类对海洋探索的日益深入，无论是科研考察、军事活动，还是商业航运、休闲旅游，海洋环境已成为人类生活重要的一部分。然而，这片广袤的水域也带来了特有的风险与挑战，尤其是海洋创伤的发生，对医疗救治提出了极高的要求。

海洋环境的特殊性赋予了海洋创伤独有的特征。海洋的广阔与孤立性使得医疗救治行动面临时间紧迫、资源有限的挑战。一旦发生事故，往往难以迅速获得专业且充足的医疗救治。这就要求海上作业人员必须具备基本的自救互救能力。海洋环境的恶劣条件，如高温、高湿、盐雾腐蚀及风浪颠簸等，不仅会加剧海洋创伤的严重程度，还会增加救治难度。再者，海洋创伤类型多样，从简单的切割伤到复杂的骨折、溺水窒息、海洋生物伤害乃至爆炸伤等，覆盖了急救医学的多个领域，要求医疗救治人员具备全面的医学知识与技能。

本书正是基于上述背景，旨在构建一套适应海洋环境特点，覆盖海洋创伤预防、现场急救、转运与后续治疗全过程的系统化知识体系。本书首先深入剖析了海洋环境对创伤发生发展的影响，使读者能够深刻理解海洋创伤救治面临的特殊挑战。其次，本书系统介绍了常见海洋创伤的类型、特点与诊治方法，为准确判断伤情、制订救治方案提供了科学依据。

在急救技术方面，本书不仅涵盖了传统的心肺复苏、止血包扎、骨折固定等基本技能，还特别强调海洋环境下的特殊急救技巧，如利用有限资源进行自救互救、在动荡环境中保持救治操作的稳定性等，旨在提升海上作业人员的自救互救能力。此外，针对海上转运过程中可能出现的风险与挑战，本书也提供了详细的应对策略，包括患者稳定、转运设备的选择与使用、与陆地医疗机构的沟通协调等，确保患者能够安全、及时地接受进一步治疗。

值得一提的是，本书在强调技术操作的同时，也注重医学伦理与人文关怀。在海洋这种特殊环境下，医疗救治不仅是对技术的考验，更是对人性光辉的彰显。本书通过案例分析，引导读者在救治过程中关注患者的心理状态，提供必要的心理支持与安慰，体现了现代医学"以人为本"的理念。

随着海洋经济的快速发展与全球海洋治理的深入推进，海洋创伤的医疗救治将面临新的挑战。《海洋创伤救治》可为海上医疗人员提供宝贵的参考与指导。我们期待，本书的出版能够进一步提升海洋创伤的医疗救治水平，保障海上作业人员的生命安全与健康福祉，为构建人类命运共同体贡献海洋医学的智慧与力量。

日照市人民医院院长
崔维刚

前　言

在人类探索自然的过程中，海洋始终以其浩瀚无垠、深邃莫测的姿态，激发着人类无尽的想象与勇气。作为地球上最广阔的水域，海洋不仅蕴藏着丰富的生物资源和矿产资源，而且是连接世界各大洲的重要通道，承载着人类文明交流与发展的梦想。然而，随着人类活动的不断深入，海洋环境日益复杂多变，海洋创伤作为一种特殊类型的创伤，也逐渐成为医疗领域面临的新挑战。

海洋创伤学这一新兴交叉学科的诞生，正是对这一挑战的积极回应。它融合了海洋科学、医学、生物学、工程学等多个领域的知识与技术，旨在深入研究海洋环境中发生的各种创伤类型、发生机制、预防策略及救治方法。本书的撰写，正是基于这一背景，旨在为广大医疗工作者、科研人员、海洋爱好者及公众提供一本全面、系统、深入的海洋创伤救治专著。

一、编写目的与意义

本书旨在通过系统梳理海洋创伤救治的基本理论、研究进展和临床实践，提高社会各界对海洋创伤的认识和重视程度。具体来说，本书将重点探讨以下几方面。

1. 海洋创伤的定义与分类：明确海洋创伤的概念，根据其发生原因、受伤部位及严重程度进行分类，为后续研究奠定基础。

2. 海洋环境对创伤的影响：分析海水温度、海水盐度、压力、微生物等环境因素如何影响创伤的发生发展及预后，揭示海洋创伤的特殊性。

3. 海洋创伤的救治技术：详细介绍海洋创伤的现场急救、转运、手术治疗及康复治疗等各个环节的关键技术，为临床救治提供指导。

4. 海洋创伤的预防策略：结合海洋活动的特点，提出有效的预防措施，降低海洋创伤的发生率。

5. 海洋创伤的科研进展：回顾国内外在海洋创伤领域的研究进展，展望未来的发展方向，激发科研人员的创新思维。

二、编写原则

1. 科学性：确保书中内容的准确性和权威性，所有数据和结论均基于最新研究成果和临床实践。

2. 系统性：从海洋创伤的定义、分类、发生机制到预防、救治、科研等各个环节进行全面梳理，构建完整的学科体系。

3. 实用性：注重内容的实用性和可操作性，为临床工作者提供切实可行的指导方案。

4. 创新性：关注海洋创伤学领域的最新动态和发展趋势，引入前沿研究成果和技术手段。

三、特点

1. 跨学科融合：充分体现了海洋学、医学等多个学科的交叉融合，拓宽了研究视野。

2. 案例丰富：结合案例进行分析，使抽象的理论知识更加生动具体。

四、展望未来

随着人类对海洋的深入探索和开发，海洋创伤学的研究日益重要。我们期待本书的出版，引起更多科研人员和医疗工作者的关注，共同推动海洋创伤救治的发展进步。同时，我们也希望本书能够成为连接学术界与产业界的桥梁，促进相关技术的转化与应用，为人类的海洋活动提供更加坚实的健康保障。

在此，我们衷心感谢所有为本书编写提供支持和帮助的各位同仁，以及那些在海洋创伤救治一线默默奉献的医护人员。正是有了你们的辛勤付出和无私奉献，才有了这本凝聚着智慧与汗水的《海洋创伤救治》的诞生。愿本书能够成为海洋创伤救治领域的一座灯塔，照亮我们前行的道路。

目 录

第一章　海洋创伤的定义与分类……………………………………（1）
　第一节　海洋创伤的定义……………………………………………（1）
　第二节　海洋创伤的分类……………………………………………（2）

第二章　海洋创伤学理论基础………………………………………（6）
　第一节　海洋环境与人体生理的相互作用…………………………（6）
　第二节　海水温度与体温调节………………………………………（8）
　第三节　海水盐度与渗透压对人体的影响…………………………（9）
　第四节　海洋创伤中的病理学基础…………………………………（11）
　第五节　海洋微生物与感染…………………………………………（13）

第三章　海洋创伤的救治原则………………………………………（16）
　第一节　海洋创伤救治的发展史……………………………………（16）
　第二节　海洋创伤救治原则…………………………………………（18）
　第三节　海洋创伤现场救治…………………………………………（20）
　第四节　海洋创伤陆地治疗原则……………………………………（23）

第四章　海洋钝性创伤………………………………………………（26）
　第一节　海洋钝性创伤概述…………………………………………（26）
　第二节　海洋高能量损伤……………………………………………（27）
　第三节　海上船舶坠落伤……………………………………………（30）
　第四节　海上作业中的重物砸伤与挤压伤…………………………（34）
　第五节　海洋钝性创伤的预防………………………………………（36）

第五章　海洋锐性创伤 （39）
第一节　海洋锐性创伤概述 （39）
第二节　海洋锐性创伤的伤口处理原则 （41）
第三节　海洋锐性创伤的出血控制 （42）
第四节　海洋锐性创伤的感染预防 （44）

第六章　海浪与海上风暴相关创伤 （46）
第一节　海浪与海上风暴概述 （46）
第二节　海浪与海上风暴相关创伤的特点 （48）
第三节　海浪与海上风暴相关创伤的防护措施与应对策略 （50）

第七章　海洋战争与海盗活动相关创伤 （52）
第一节　海上武器伤害的特点 （52）
第二节　海洋战争相关创伤 （54）
第三节　海盗活动相关创伤 （55）
第四节　特殊伤情的处理与救治 （57）

第八章　海洋生物蜇刺伤与咬伤 （59）
第一节　海洋生物概述 （59）
第二节　常见水母蜇伤 （61）
第三节　海洋鱼类咬伤 （64）
第四节　海蛇咬伤 （69）
第五节　有毒珊瑚划伤 （72）
第六节　海胆刺伤 （74）

第九章　海水溺水与潜水损伤 （76）
第一节　海水溺水 （76）
第二节　减压病与空气栓塞 （80）
第三节　潜水作业中常见意外伤害及其应对策略 （83）
第四节　潜水装备常见故障及其应对策略 （85）

第十章 常见海洋创伤的海上救治策略 (88)

- 第一节 创伤性昏迷 (88)
- 第二节 颅脑损伤 (90)
- 第三节 胸部创伤 (92)
- 第四节 腹部创伤 (93)
- 第五节 四肢闭合性骨折 (96)
- 第六节 四肢开放性骨折 (97)
- 第七节 脊柱损伤 (99)
- 第八节 头皮裂伤出血 (101)
- 第九节 肢体离断伤 (103)
- 第十节 烧伤 (105)
- 第十一节 烫伤 (108)
- 第十二节 冻伤 (110)

第十一章 海洋细菌感染 (113)

- 第一节 海洋细菌的分类及特点 (113)
- 第二节 海洋创伤弧菌感染 (117)
- 第三节 海洋分枝杆菌感染 (119)
- 第四节 溶血性链球菌感染 (121)

第十二章 海洋创伤的远程医疗与转运 (123)

- 第一节 海上急救通信系统 (123)
- 第二节 卫星通信与海上救援 (126)
- 第三节 远程医疗指导 (129)
- 第四节 海上医疗平台 (131)
- 第五节 海上医院船与直升机救援体系 (133)
- 第六节 海上患者转运过程中的病情监测与治疗 (135)
- 第七节 海上医疗救援的国际合作 (137)
- 第八节 国际救援组织与合作机制 (139)
- 第九节 跨国救援案例分析 (141)

第十三章 海洋创伤康复 (144)
第一节 海洋创伤康复的原则与方法 (144)
第二节 海洋创伤的物理治疗 (146)

第十四章 海洋创伤心理学 (149)
第一节 创伤心理学的发展史 (149)
第二节 海洋创伤后的心理学表现 (151)
第三节 海洋创伤后的心理治疗与社会支持 (153)

第十五章 海洋创伤的预防 (155)
第一节 创伤预防的发展史 (155)
第二节 海洋作业中的安全防护措施 (156)
第三节 海洋工作环境的安全评估与改进 (158)
第四节 海上航行个人防护装备 (160)

附录 海洋救援设备清单 (163)

第一章　海洋创伤的定义与分类

海洋作业及生产等活动每时每刻都在进行，伴随而来的是一系列复杂多变的海洋创伤事件，这些事件不仅威胁着海上作业人员的生命安全，也对海洋救援、医疗救治等领域提出了严峻挑战。因此，深入研究海洋创伤救治，特别是其基础概念——海洋创伤的定义与分类，对于提高海洋环境下的应急响应能力、优化救治流程、降低伤亡率具有不可估量的价值。

海洋环境的特殊性赋予了海洋创伤救治独特的挑战与机遇。一方面，海上的极端气候条件、复杂海况及远离陆地的孤立环境增加了医疗救治的难度；另一方面，海洋生物的多样性、水下作业的特殊要求及海上交通的繁忙，也增加了海洋创伤的发生风险。因此，在海洋创伤的定义与分类中，必须充分考虑海洋环境的特殊性及其对创伤发生发展及救治的影响。

第一节　海洋创伤的定义

一、海洋创伤概念的界定

从广义上讲，海洋创伤指所有在海洋环境中发生的、对人体造成结构或功能损害的事件，包括但不限于海难事故中的撞击伤、挤压伤、淹溺，海上事故造成的烧伤、冻伤，海洋生物的蜇刺伤、咬伤，海水中的化学毒物或放射性物质导致的中毒或放射性损伤，以及长期海上作业引发的职业病如潜水病、海上风湿病等。广义定义下的海洋创伤涵盖了海洋环境对人类健康可能造成的所有负面影响，具有高度的综合性和复杂性。

狭义上的海洋创伤则更为聚焦，主要指由海洋生物直接造成的伤害，如鲨鱼、水母、海蛇等动物的咬伤或蜇刺伤，以及珊瑚礁、贝壳等硬物造成的切割伤。这类创伤往往具有突发性、高风险性和特异性，对患者的生命安全构成直接威胁，且由于其独特的生物学特性，处理起来较为棘手。

本书所叙述的海洋创伤使用的是广义的定义。

在海洋创伤学的语境下，海洋创伤指由海洋环境直接或间接作用于人体，导致组织结构完整性受损、生理功能暂时或永久性障碍的病理过程。这一定义涵盖了从轻微擦伤到严重骨折、器官损伤乃至生命威胁性创伤的广泛范畴，强调了创伤发生的环境特异性及其对人体的多维度影响。

二、厘清定义的意义

1. 指导诊断与治疗：精确的海洋创伤定义有助于医务人员快速识别伤情、判断创伤的严重程度及可能涉及的器官系统，从而制订科学合理的治疗方案。

2. 促进学科发展：作为海洋创伤学的重要概念之一，海洋创伤定义的完善有助于推动该领域研究的深入、促进学术交流与合作、提升海洋创伤的整体救治水平。

3. 增强公众意识：普及正确的海洋创伤概念，有助于提高公众对海洋安全的重视程度，增强自我保护意识，减小潜在风险。

第二节　海洋创伤的分类

海洋因其独特的物理、化学及生物特性，给人类活动带来了复杂多变的挑战。海洋创伤因其特殊的致伤机制、高感染风险及高救治难度，已成为现代医学领域的一个重要研究课题。本节旨在系统阐述海洋创伤的分类，以期为后续的预防、诊断、治疗及康复提供理论基础。

一、海洋创伤分类体系

海洋创伤的分类应基于伤情特点、发生机制、救治需求等多方面因素进行综合考虑。常见的分类方法包括按致伤因素分类（如物理性创伤、化学性创伤、生物性创伤等）、按创伤部位分类（如体表创伤、深部组织创伤、器官创伤等）、按创伤严重程度分类（如轻微伤、中度伤、重度伤等）、按创伤性质分类（如开放性创伤、闭合性创伤、穿透性创伤等），以及按救治紧迫性分类（如即刻救治型、优先救治型、延期救治型等）。这些分类方法相互补充，共同构成了海洋创伤的分类体系。

二、对海洋创伤进行分类的重要性

1. 优化资源配置：通过合理的创伤分类，医疗人员可以明确救治优先级，确保有限的医疗资源得到高效利用，提高救治效率。

2. 指导现场救治：分类体系为现场救援人员提供了清晰的指导思路，能帮助他们迅速判断伤情，采取初步救治措施，稳定患者的生命体征。

3. 促进科学研究：分类的细化有助于研究者聚焦特定类型的创伤，深入探讨其发生机制、预防策略及治疗方法，推动海洋创伤学研究的深入发展。

三、按致伤因素分类

（一）物理性创伤

1. 撞击伤：常见于船舶碰撞，潜水事故，冲浪或游泳时与礁石、船舶等硬物撞击，导致皮肤、软组织及骨骼的直接损伤。

2. 挤压伤：在潜水或水下作业时，由于水压变化、设备故障或操作不当，身体部位可能受到外部物体的长时间压迫，造成组织缺血、坏死。

3. 切割伤：由锋利的海洋生物（如珊瑚、海胆）、渔网、细绳索等造成的皮肤及深层组织的割裂伤。

4. 烧伤与冻伤：海洋环境中的火源（如船舶火灾）可引起烧伤，而长时间暴露于寒冷的海水中则可能导致冻伤，尤其是四肢末端。

（二）化学性创伤

1. 腐蚀性创伤：由海水中的化学物质（如石油泄漏、工业废水中的酸碱物质）直接接触皮肤或黏膜引起，表现为组织坏死、溃疡。

2. 中毒：摄入被污染的海产品（如重金属、有机污染物）或吸入有毒气体（如船舶排放的废气）可导致中毒，表现为全身性症状。

（三）生物性创伤

1. 咬伤与蜇刺伤：由海洋生物（如鲨鱼、海蛇、水母、珊瑚鱼等）的口器或刺细胞造成的伤害，常伴随毒素释放，引起局部疼痛、红肿、过敏反应甚至休克。

2. 寄生虫感染：在海水浴场、浅海区域游泳或潜水时，可能感染各种寄生虫（如钩虫、吸虫、海蜇幼虫等），导致皮肤炎症、器官损伤等。

四、按创伤部位分类

（一）体表创伤

体表创伤包括皮肤、黏膜及浅表软组织的创伤，如擦伤、挫伤、裂伤等，是海洋创伤中最常见的类型。

（二）深部组织创伤

深部组织创伤涉及肌肉、肌腱、血管、神经及骨骼等深部结构，多见于撞击、挤压等严重事故，治疗难度大，预后差。

（三）器官创伤

海洋环境中的剧烈冲击或溺水可能导致器官（如肺、肝、脾、肾等）的破裂或功能障碍，病情危急，需立即救治。

五、按创伤严重程度分类

（一）轻微伤

损伤范围小，程度轻，不影响日常活动，如浅表擦伤、小面积挫伤等。

（二）中度伤

损伤范围较大，程度中等，需要一定时间的休息和治疗，如较深的切割伤、关节扭伤等。

（三）重度伤

损伤严重，危及生命，需立即进行紧急救治，如大面积烧伤、严重挤压伤、器官破裂等。

六、特殊类型创伤

（一）减压病

减压病是由于潜水作业人员在快速上浮过程中，体内溶解的气体（主要是氮气）因压力降低而迅速释放形成气泡，阻塞血管或压迫组织，引起一系列症状，包括关节疼痛、神经系统损害等。

（二）溺水性肺损伤

溺水时，大量水分进入呼吸道和肺泡，导致肺水肿、肺不张及肺部感染，是溺水死亡的主要原因之一。

第二章　海洋创伤学理论基础

海洋创伤学作为一门新兴的交叉学科，其理论基础涉及多个领域，包括海洋生理学、海洋病理学及海水独特的物理特性如温度、盐度等。通过深入研究和探索这些领域的内在联系和相互作用机制，相关成果可以为海洋创伤的预防、诊断和治疗提供科学依据和技术支持。

海洋生理学是研究海洋环境下人类生理功能变化及其适应性的学科。在海洋环境中，人体面临一系列独特的生理挑战，如高盐度海水对皮肤的渗透作用、海水温度变化对体温调节的影响等。这些生理反应直接影响个体在海洋环境中的生存能力和创伤发生的风险。

海洋病理学则专注于研究海洋环境下人类疾病的发生发展和诊断。海洋创伤学中的病理学部分，主要关注由海洋环境直接或间接引起的各类创伤性疾病。

第一节　海洋环境与人体生理的相互作用

海洋环境是一个复杂而多变的生态系统，其特点主要包括高盐、低温（深海区域）、高压（随水深增加）、丰富的矿物质与微量元素、特定的光照条件及多样化的微生物群落。这些特征共同构成了海洋环境对人体生理产生独特影响的物质基础。

一、温度

海洋温度变化无常，从赤道附近的温暖水域到极地的冰冷海域，温差可达数十摄氏度。人体长时间暴露于极端水温中，会面临热应激或冷应激的风险。热应激可导致体温过高，引发中暑、热射病等严重并发症；而冷应激则可能导致体温过低（低温症），影响血液循环、神经系统功能，甚至危及生命。此外，水温的快速变化还可能诱发血管痉挛，增加心血管疾病的发生风险。海水温度对体温调节的影响详见本章第二节"海水温度与体温调节"。

二、压力

随着潜水深度的增加，周围水压逐渐增大，会对人体产生显著影响。高水压可直接作用于身体各部位，尤其是耳朵、鼻窦等含气腔隙，易引发气压伤。同时，高水压还会影响血液成分和循环，增加心脏负担，降低血液携氧能力，导致组织缺氧。长期潜水作业者还可能面临减压病的风险。

三、波浪与水流

海上的波浪和水流不仅会影响航行安全，还会对人体产生直接冲击。强烈的波浪冲击可能导致人体失去平衡，发生跌倒、碰撞等事故，造成骨折、软组织损伤等创伤。长时间处于不稳定的水流环境中，还可能引发肌肉疲劳、痉挛，影响运动能力。

四、盐分

海水的高盐度对人体皮肤、眼睛等黏膜组织具有强烈刺激作用，长时间接触可导致皮肤脱水、皲裂，甚至引起化学性烧伤。此外，海水中的盐分可能通过伤口进入体内，引起电解质失衡，影响机体生理功能。盐分对人体生理功能的影响详见本章第三节"海水盐度与渗透压对人体的影响"。

五、微生物与毒素

海洋中存在着大量的微生物，包括细菌、病毒、寄生虫等，它们可能通过海水、食物链等途径进入人体，引发感染性疾病。例如，海洋创伤弧菌感染就是一种典型的海洋源性感染，常见于渔民、潜水作业人员等高风险人群。此外，某些海洋生物还能产生毒素，如贝类毒素、水母毒素等，对人体具有剧毒作用，接触或误食后可能导致严重的中毒反应。

六、海洋生物蜇刺伤与咬伤

海洋生物种类繁多、形态各异，其中不乏具有攻击性的种类，如鲨鱼、海蛇、水母、海胆等，它们造成的蜇刺伤或咬伤可导致皮肤破损、出血、疼痛等症状，部分生物毒素还可能引发过敏、休克等严重反应。

七、缠绕与窒息

某些海洋生物如海藻、章鱼、乌贼等，可能缠绕在人体上，限制人的活动能力，甚至导致窒息。

海洋环境与人体生理之间存在着复杂而微妙的相互作用。了解并掌握这些相互作用机制，对于预防海洋创伤、提高救治效率具有重要意义。

第二节　海水温度与体温调节

海水温度与体温调节的关系是生物学、海洋学及医学领域的重要研究课题。

一、海水温度的特性

海水温度作为海洋环境的基本参数之一，其变化受到多种自然因素的综合影响，包括但不限于太阳辐射、海流、季节更迭及地理位置等。从赤道附近的温暖海域到极地冰冷的深海，海水温度跨度极大，这种温度变化不仅塑造了海洋生态系统的多样性，也给其中生物的生存与繁衍带来严峻挑战。

二、体温调节的基础理论

体温调节是生物体维持内环境稳定的关键过程之一，涉及复杂的生理机制，旨在确保核心体温处于适宜范围内，以支持正常的生命活动。对于恒温动物而言，如人类和部分海洋哺乳动物，体温调节具有高度的自主性和灵活性，能够通过产热与散热的动态平衡来应对外界环境温度的变化；而对于变温动物而言，如大多数鱼类和无脊椎动物，它们的体温则更直接地受到环境温度的影响，缺乏显著的体温调节能力。

三、海水温度对体温调节的影响

（一）海水温度对恒温动物体温调节的影响

对于进行潜水活动的人类或海洋哺乳动物（如海豚、海狮等）而言，当进入海水环境时，由于海水温度远低于体温，体热会迅速通过传导、对流和辐射等方式散失，导致体温下降。为了维持体温稳定，这些生物需采取一系列适应性措施，包括但不限于：

1. 增加产热。通过增加肌肉活动（如快速游泳）和代谢率来增加产热。
2. 减少散热。通过收缩血管、减少皮肤血流量、增加脂肪层厚度及穿保暖潜水服等方式来减少散热。
3. 行为调节。如寻找水温较高的区域栖息、减少活动以减少能量消耗等。

（二）海水温度对变温动物体温调节的影响

对于变温动物而言，海水温度会直接影响其体温，进而影响其生理功能和生存状态。这些生物通常通过以下方式适应海水温度变化：

1. 行为调节。在日常活动中选择水温适宜的区域，如鱼类会根据季节变化进行迁徙，以寻找最适宜的水温和食物资源。
2. 生理适应。通过调整代谢率、酶活性及细胞膜流动性等生理机制来适应不同温度下的生存需求。
3. 形态适应。某些鱼类具有特殊的鳞片结构或体型，以减少水流阻力并增强其在冷水中的保温能力。

四、体温调节的极端案例与适应机制

在某些极端环境下，如极地海域，生物体面临着更为严峻的温度挑战。例如，北极熊等极地动物通过厚实的脂肪层和密集的毛发来保持体温。而某些深海鱼类则发展出了特殊的抗冻蛋白，以防止体液在低温下结冰。这些极端案例展示了生物体在极端环境下所展现出的惊人适应性和生存智慧。

海水温度作为海洋环境的重要组成部分，对生物体的体温调节机制有着深远影响。无论是恒温动物还是变温动物，都能通过各自独特的生理和行为策略来适应海水温度的变化。随着全球气候变化的加剧，海水温度的变化日益复杂，对海洋生物及依赖海洋资源的人类活动提出了新的挑战。

第三节　海水盐度与渗透压对人体的影响

海水盐度，即海水中溶解盐类的总量，是衡量海水咸淡程度的一个重要指标。通常以每千克海水中所含溶解盐类（主要是氯化钠，即食盐）的克数来表示,单位为"‰"。据统计,全球海水的平均盐度约为35‰,即每升海水中含有约35g的盐类。这一数值虽看似微小,却足以对人体产生显著的生理效应。

渗透压是溶液中溶质微粒对水的吸引力,决定了溶液与纯水或其他溶液之间水分子的流动方向。由于海水中含有大量的盐类和其他溶解物质,其渗透压远高于纯水。因此,当人体与海水接触或摄入海水时,海水的高渗透压将直接影响人体的水分平衡和细胞功能。

海水的盐度与渗透压是两个至关重要的参数,不仅决定了海水的化学性质,还直接关联着人体在接触或摄入海水后所发生的一系列生理反应。

一、细胞脱水与血液浓缩

人体细胞内的液体环境(细胞内液)与细胞外的液体环境(细胞外液)之间维持着一定的渗透压平衡。当人体摄入海水后,由于海水的渗透压远高于细胞内液,导致细胞内液通过渗透作用流向细胞外,造成细胞脱水。同时,血液也因吸收了海水中的盐分而变得浓稠,进一步加剧了脱水的程度。细胞脱水和血液浓缩不仅会影响细胞的正常生理功能,还可能引发一系列严重的并发症,如高渗性脱水、高钠血症等。

二、电解质失衡

海水中除了含有大量的钠,还含有镁、钾、钙等多种电解质。这些电解质在人体中起着维持神经、肌肉和心脏正常功能的重要作用。然而,当人体大量摄入海水时,这些电解质会随着海水进入体内,导致体内电解质平衡被打破。电解质失衡可引发多种症状,如心律失常、肌肉痉挛、神经系统功能障碍等,严重时甚至可能危及生命。

三、肾负担加重

肾是人体排泄多余水分和盐分的主要器官。当人体摄入大量海水时,肾需要承担更大的排泄负担以清除体内的多余盐分。长期或大量摄入海水可能导致肾功能受损,引发肾病。此外,由于海水中的盐分难以被肾完全排泄出体外,部分盐分会在体内积累,进一步加重肾负担。

四、中枢神经系统功能障碍

摄入高盐度的海水后,血液浓缩和电解质失衡可能导致中枢神经系统功能障碍。患者可能发生精神状态的改变,出现嗜睡、幻觉、惊厥、昏迷等症状。

严重时，还可能引发脑出血等严重并发症，危及生命。

五、胃肠道反应

海水的高盐度和其他有害物质还可能刺激胃肠道黏膜，引发胃痛、呕吐、腹泻等胃肠道反应。这些反应不仅会增加患者的痛苦，还可能影响营养物质的吸收和利用，进一步加剧营养不良状态。

海水盐度与渗透压对人体生理功能的影响是多方面且复杂的。为了避免这些不良影响的发生，海洋创伤患者应尽快脱离海水的浸泡或避免继续接触海水，必要时应使用大量淡水冲洗以降低海水盐度与渗透压对人体的不良影响。

第四节 海洋创伤中的病理学基础

海洋创伤学专注于研究由海洋环境直接或间接引起的各类创伤及其病理学机制。探讨海洋创伤中的病理学基础，通过解析创伤发生的原因、病理变化过程及机体的反应机制，相关成果可为海洋创伤的预防、诊断和治疗提供科学的理论依据。

一、海洋创伤的基础病理学变化

（一）局部组织损伤与修复

海洋创伤首先会导致局部组织包括皮肤、肌肉、骨骼等的结构破坏。这种破坏可引发一系列病理变化，如组织水肿、出血、坏死及炎症反应等。机体随后启动修复机制，通过凝血、炎症、再生等过程尝试恢复受损组织的结构和功能。然而，海洋环境中的特殊因素如高盐度、低氧分压及微生物污染等，会显著影响修复过程，导致愈合延迟或不良。

（二）感染与炎症

感染是海洋创伤后常见的并发症之一，尤其是由海洋创伤弧菌等致病菌引起的感染，其病情凶险、进展迅速。感染可加剧局部组织的损伤，引发全身性炎症反应，甚至导致感染性休克和多器官衰竭。炎症反应是机体对抗感染的重要机制，但过度的炎症反应也可能对机体造成损害。因此，在海洋创伤的治疗中，控制感染、减轻炎症反应是关键。

（三）免疫系统反应

海洋创伤可激活机体的免疫系统，导致免疫细胞如中性粒细胞、巨噬细胞等向创伤部位聚集，释放多种炎症介质和细胞因子。这些免疫细胞、炎症介质和细胞因子在清除病原体、促进组织修复的同时，也可能对正常组织造成损伤、引发自身免疫反应。因此，在海洋创伤的治疗中，需要平衡免疫系统的激活与抑制，避免过度免疫反应导致的组织损伤。

（四）神经与内分泌系统反应

海洋创伤不仅会影响局部组织，还可能通过神经和内分泌系统对全身产生影响。疼痛、恐惧等应激反应可激活交感神经系统和肾上腺髓质，释放大量儿茶酚胺类激素，导致心率加快、血压升高、呼吸加快等生理变化。这些变化有助于机体应对创伤带来的挑战，但长期或过度的应激反应也可能对机体造成损害。此外，海洋创伤还可能影响内分泌系统的功能，导致血糖、电解质等代谢紊乱。

二、海洋创伤的特殊病理学问题

（一）海洋环境因素对创伤愈合的影响

海洋环境的高盐度、低氧分压、温度变化等会显著影响创伤愈合过程。高盐度可导致细胞脱水、渗透压失衡，低氧分压可抑制细胞代谢和修复能力，而温度变化则可能影响酶的活性和细胞的稳定性。因此，在海洋创伤的治疗中，需要充分考虑海洋环境因素对创伤愈合的影响，采取相应的措施以促进愈合。

（二）海洋生物毒素的病理学作用

某些海洋生物如毒藻可分泌毒素，这些毒素可通过皮肤接触或摄入被污染的海产品进入人体，引起中毒反应。中毒反应可表现为局部红肿、疼痛、水疱等皮肤症状，也可引发全身性症状如恶心、呕吐、腹泻、呼吸困难等。海洋生物毒素的病理学作用复杂多样，涉及神经、心血管、呼吸等多个系统。因此，在海洋创伤的治疗中，需要警惕海洋生物毒素中毒的可能性，及时采取解毒措施。

海洋创伤学的病理学基础涉及多个学科领域的知识和技术，包括解剖学、生理学、病理学、微生物学等。通过深入研究海洋创伤的病理学机制，我们可以更好地理解创伤发生的原因、病理变化过程及机体的反应机制，为海洋创伤的预防、诊断和治疗提供科学的理论依据。

第五节　海洋微生物与感染

海洋覆盖地球表面约71%的广阔领域，不仅是地球上最大的生命栖息地，也是微生物多样性最为丰富的宝库。海洋微生物是海洋生态系统中的重要组成部分，在维持海洋生态平衡、促进物质循环与能量流动、影响全球气候变化等方面发挥着不可估量的作用。海洋微生物群体庞大且复杂，这些微生物不仅在海洋生态系统中扮演着关键角色，还对人类健康构成了潜在威胁，尤其是在海洋创伤学中，微生物感染已成为不可忽视的重要内容。

一、海洋微生物的多样性

海洋微生物的多样性首先体现在广泛的分类范围上。从原核生物到真核生物，从细菌、古菌到真菌、原生动物及微型藻类，海洋微生物几乎涵盖了生物分类的所有界别。其中，细菌和古菌作为海洋微生物的主体，其种类之繁多、分布之广泛令人叹为观止。据统计，目前已知的海洋微生物已超过数千种，而实际数量可能远超这一数字，因为许多海洋微生物尚未被人类发现并命名，这些"暗物质"微生物的存在进一步丰富了海洋微生物的多样性。

海洋微生物的生态学多样性则体现在它们对不同环境条件的适应能力和生态位分化上。从浅海到深海、从热带海域到极地冰海、从海底沉积物到海水表层，海洋微生物无处不在。它们不仅能够在高盐、高压、低温、低光照等极端环境下生存繁衍，还能通过形成生物膜、参与化能作用、与宿主共生等多种方式适应复杂多变的海洋环境。此外，海洋微生物在海洋食物网中扮演着重要角色，它们作为初级生产者（如蓝细菌）、分解者（如异养细菌）和消费者（如某些捕食性原生动物），直接或间接地影响着海洋生态系统的结构与功能。

海洋微生物的遗传学多样性是其多样性的核心所在。这种多样性不仅体现在不同种类微生物之间的遗传差异上，还体现在同一种类微生物内部不同菌株之间的基因变异上。海洋微生物通过基因的水平转移、基因重组、基因突变等机制不断进化，以适应不断变化的环境。这种高度的遗传可塑性使得海洋微生物能够迅速适应环境变化，产生新的代谢途径、酶系和生物活性物质，从而在生物地球化学循环、生物防治、药物开发等领域展现出巨大的应用潜力。

1. 细菌：细菌是数量最多、分布最广的海洋微生物群体，包括自由生活的浮游细菌、附着在颗粒物上的细菌及寄生于其他海洋生物体表的细菌。部分海洋细菌具有独特的代谢能力和生存策略，如利用硫化物、硝酸盐等特殊底物进行化能作用，或在极端环境下生存。

2. 真菌：虽然相较于细菌，海洋中真菌的种类和数量较少，但它们在海洋生态系统中同样发挥着重要作用。海洋真菌多生活在潮间带、红树林等富含有机质的区域，参与有机质的分解和循环。

3. 病毒：海洋病毒数量惊人，是海洋中极其丰富的生物体之一。它们通过感染宿主细胞进行复制和传播，对海洋生态系统的结构和功能产生深远影响。

二、海洋微生物的致病机制

海洋微生物中的部分种类具有致病性，能够通过各种途径侵入人体，引发感染。其致病机制主要包括以下几个方面。

1. 产生毒素：部分海洋细菌（如海洋创伤弧菌、海洋分枝杆菌等）能产生强烈的毒素，这些毒素可直接作用于人体细胞，导致细胞损伤甚至死亡。

2. 激发免疫反应：海洋微生物感染可激发人体免疫系统的反应，产生大量炎症介质和细胞因子，导致局部组织肿胀、疼痛、发热等症状。然而，过度的免疫反应也可能对机体造成损伤。

3. 形成生物膜：一些海洋细菌能够在伤口表面形成生物膜，使细菌免受宿主免疫系统的攻击和抗生素的杀灭作用，从而增强细菌的致病能力。

三、海洋微生物感染的特点

1. 高发病率：由于海洋环境的复杂性和微生物的多样性，海洋微生物感染的发生率较高，尤其是渔民、潜水作业人员等职业人群，更容易受到海洋微生物的侵袭。

2. 病情严重：部分海洋微生物的致病性强，感染后病情发展迅速，可能导致严重的组织损伤和器官衰竭。例如，海洋创伤弧菌感染可引发败血症、多器官衰竭等严重后果。

3. 治疗难度大：海洋微生物对抗生素的耐药性较强，且部分微生物在感染过程中会形成生物膜，增加治疗的难度。因此，海洋微生物感染的治疗需要综合考虑多种因素，以制订个性化的治疗方案。

　　海洋微生物与感染是海洋创伤学中的重要研究领域。通过对海洋微生物的多样性、致病机制及海洋微生物感染的特点进行深入探讨，相关成果可以为预防和治疗海洋微生物感染提供有力的科学依据。

第三章　海洋创伤的救治原则

第一节　海洋创伤救治的发展史

海洋创伤救治的发展历程不仅见证了人类对海洋环境认知的深入，也反映了医学技术在应对复杂海洋环境伤害中的不断进步。

一、古代海洋创伤救治的萌芽

早在古代，人类就开始与海洋进行互动，无论是捕鱼还是海上贸易，都不可避免地会遇到各种海洋创伤。然而，受限于当时的医学知识和技术水平，对于海洋创伤的救治主要依赖于经验积累和朴素的医疗手段。

我国古代文献中不乏关于海洋创伤救治的记载。然而，在救治手段上，主要依赖于草药、包扎和简单的外科手术，对于复杂的海洋创伤往往束手无策。

二、近代海洋创伤救治的初步发展

随着航海技术的进步和国际贸易的繁荣，海上活动日益频繁，海洋创伤的发生率也随之增高。近代以来，随着医学知识的普及和医疗技术的进步，海洋创伤救治开始进入初步发展阶段。

19世纪末20世纪初，随着细菌学、解剖学、生理学等医学基础学科的发展，人们对海洋创伤的认识逐渐深入。同时，外科技术的进步也为海洋创伤的救治提供了更多的可能性。例如，麻醉技术的发明使得外科医生能够在患者相对无痛的状态下进行手术操作，抗生素的发现则有效地控制了海洋创伤后的感染问题。

此外，随着海上搜救和医疗救护体系的建立，海洋创伤患者得到及时救治的机会大大增加。例如，中国海上搜救中心和中国救捞系统的成立，标志着中国海上搜救和医疗救护工作进入了一个新的阶段。这些机构不仅负责海上搜救，还承担着海洋创伤患者的初步救治和转运工作。

三、现代海洋创伤救治的快速发展

进入21世纪，随着科技的不断进步和医学研究的发展，海洋创伤救治迎来了快速发展的时期。现代海洋创伤救治不仅关注危重患者的生命救治，还关注患者的功能恢复和心理健康。

（一）高科技医疗设备的应用

现代医疗技术的发展为海洋创伤救治提供了强有力的支持。例如，直升机、无人机等空中救援设备的广泛应用，使得海上搜救和医疗救护工作更加迅速和高效。同时，先进的医疗设备如CT、MRI等，也为海洋创伤患者的诊断和治疗提供了更加精准的手段。

（二）多学科协作救治模式

海洋创伤往往涉及多个器官和系统的损伤，需要多学科协作进行救治。现代医院普遍建立了多学科协作救治模式，通过不同学科之间的紧密合作，为患者提供全面、系统的治疗方案。例如，在救治海洋创伤弧菌感染患者时，往往需要感染科、普通外科、骨科、创面修复科等多个学科的共同参与。

（三）海上医疗救护体系的完善

随着海上活动的不断增加和海洋环境的日益复杂，海上医疗救护体系也在不断完善。各国纷纷建立了专业的海上医疗救护队伍和设施，为海上活动人员提供及时、有效的医疗救护服务。同时，国际间的合作与交流也日益频繁，共同推动海洋创伤救治事业的发展。

四、未来展望

随着科技的不断进步和医学研究的深入，海洋创伤救治事业将迎来更加广阔的发展前景。未来，我们可以预见以下几个方面的发展趋势。

（一）智能化医疗设备的研发

随着人工智能、大数据等技术的不断发展，智能化医疗设备将在海洋创伤救治中发挥越来越重要的作用。例如，智能机器人可以协助医生进行手术操作，智能穿戴设备可以实时监测患者的生命体征和病情变化。

（二）远程医疗技术的普及

远程医疗技术的普及将使得海上医疗救护工作变得更加便捷和高效。通过远程医疗平台，医务人员可以实时了解患者的病情和救治进展，患者也可以在海上接受专业的医疗咨询和指导。

（三）国际合作的加强

海洋创伤救治是一个全球性的问题，需要各国之间的紧密合作和共同努力。未来，我们可以预见国际间的合作与交流将更加频繁和深入，共同推动海洋创伤救治事业的发展。

海洋创伤救治的发展史是一部人类智慧与勇气并存的史诗。从古代朴素的救治手段到现代高科技的精准治疗，海洋创伤救治经历了漫长而曲折的发展历程。随着科技的不断进步和医学研究的深入，我们有理由相信海洋创伤救治事业将迎来更加广阔的发展前景。

第二节　海洋创伤救治原则

海洋创伤不仅涉及复杂的伤口类型，还常伴随着海水污染、海洋生物咬伤、潜水病、低温症等特殊问题，其救治原则需兼具专业性、及时性与综合性。

一、迅速评估与稳定伤情

（一）现场初步评估

海洋创伤发生后，首要任务是进行迅速而全面的现场评估。评估内容应包括患者的生命体征（如意识、呼吸、脉搏、血压）、创伤部位、出血量、有无海水污染及海洋生物接触史等。特别关注是否存在呼吸道梗阻、休克等危及生命的紧急情况，并立即采取相应措施稳定伤情。

（二）安全转移

在确保患者安全的前提下，尽快将其转移至医疗条件更好的场所。对于海上作业或潜水事故中的患者，需利用救生艇、直升机等快速救援工具进行转运。转运过程中，需继续监测患者的生命体征，维持呼吸道通畅，必要时给予吸氧、止血、补液等初步治疗。

二、彻底清创与预防感染

（一）海水污染的处理

海水富含盐分、微生物及多种化学物质，对伤口具有腐蚀性，还会导致感染风险增加。因此，彻底清创是海洋创伤救治的关键步骤。清创时应使用大量生理盐水或过氧化氢溶液冲洗伤口，以去除海水残留物、污染物及坏死组织，降低感染风险。

（二）预防性抗生素的使用

鉴于海洋环境的特殊性，预防性使用抗生素对于降低感染风险具有重要意义。抗生素的选择应根据伤口类型、污染程度及可能的病原体综合考虑，并遵循当地或国际抗生素使用指南。

三、针对性治疗与并发症预防

（一）海洋生物蜇刺伤与咬伤的处理

海洋生物蜇刺伤与咬伤是海洋创伤中较为特殊的一类，其处理需根据海洋生物的种类及伤口特点进行。对于毒性较强的海洋生物（如水母、海蛇等）蜇刺伤与咬伤，应迅速识别并处理毒液，同时给予抗过敏、抗毒血清等特异性治疗。对于无毒海洋生物蜇刺伤与咬伤，重点在于彻底清创、预防感染及促进伤口愈合。

（二）潜水病的防治

潜水病是潜水活动中常见的并发症，包括减压病、氮气栓塞等。对于疑似潜水病的患者，应立即停止潜水活动，并进行加压治疗或高压氧治疗。同时，密切关注患者症状变化，预防并发症的发生。

（三）低温症的复温

长时间暴露于寒冷的海水中易导致低温症。对于低温症患者，应迅速采取复温措施，如使用热水袋、电热毯等外部加热设备，同时避免直接加热以防烫伤。在复温过程中，需密切监测患者的体温变化，以防复温过快导致心律失常等严重后果。

四、心理支持与康复治疗

（一）心理支持

海洋创伤往往伴随着剧烈的身体疼痛和心理恐惧，会对患者的心理健康造成严重影响。因此，在救治过程中应重视心理支持工作，为患者提供必要的心理疏导和安慰。对于出现严重心理问题的患者，应及时转介至专业机构进行干预治疗。

（二）康复治疗

康复治疗是海洋创伤救治的重要环节之一。根据患者的具体情况和康复需求，制订个性化的康复计划，包括物理治疗、作业治疗、心理治疗等多方面。通过康复治疗，帮助患者恢复身体功能、提高生活质量并重返社会。

第三节　海洋创伤现场救治

本节将深入探讨海洋创伤现场救治的流程、关键技术及特殊情况处理，以期为一线救援人员提供科学、系统的指导。

一、现场救治流程

（一）迅速评估与分类

海洋创伤现场救治的首要任务是迅速对患者进行初步评估，明确伤情的严重程度及优先级。采用"ABCDE"（气道 Airway、呼吸 Breathing、循环 Circulation、残疾 Disability、暴露 Exposure）法则进行快速评估，同时根据患者的意识状态、呼吸频率、血压等生命体征，将患者分为危重患者、轻伤患者等不同类别，以便合理分配医疗资源，优先救治危重患者。

（二）保持呼吸道通畅与呼吸支持

对于意识不清或呼吸困难的患者，应立即清除口腔及呼吸道异物，采取头后仰、下颌前推等手法开放呼吸道。必要时，应实施气管插管或环甲膜穿刺等高级呼吸道管理技术，确保患者有效通气。对于呼吸功能受损的患者，应给予氧气吸入，必要时使用呼吸机辅助呼吸。

（三）止血与控制出血

海洋创伤中，出血是常见的症状，也是患者死亡的主要原因之一。现场救治时，应迅速寻找出血点，采用直接压迫、加压包扎、止血带绑扎等方法控制出血。对于四肢大出血，可使用止血带于近心端绑扎，但需注意记录时间，避免长时间绑扎导致肢体坏死。

（四）固定与搬运

海洋环境复杂多变，患者可能伴随骨折、关节脱位等损伤。现场救治时，应对患者进行妥善固定，以减少疼痛、防止二次损伤。搬运患者时，应遵循"平稳、迅速、安全"的原则，采用担架、救生筏等工具，避免剧烈颠簸和碰撞。

二、关键技术

（一）海上心肺复苏

对于心搏骤停的患者，应立即进行心肺复苏（Cardiopulmonary Resuscitation，CPR）。在海洋环境中，由于条件限制，CPR 的实施可能更具挑战性。救援人员应熟练掌握 CPR 技能，包括胸外按压、人工呼吸及自动体外除颤器（Automatic External Defibrillator，AED）的使用。同时，应加强与陆地医疗机构的联系，争取尽早将患者转运至有条件进行高级生命支持的医疗机构。

CPR 流程及要点如下。

1. 胸外按压：对于无脉搏的患者，应立即进行胸外按压。按压位置为胸骨下半部，按压深度至少 5cm，按压速率为 100~120 次/分钟。

2. 人工呼吸：对于未建立有效自主呼吸的患者，需进行人工呼吸。推荐使用口对口人工呼吸或气囊面罩通气，每次吹气时间应持续 1 秒以上，确保胸廓抬起。

3. AED：如条件允许，应尽早使用 AED 进行除颤，提高复苏成功率。

（二）海洋创伤包扎与缝合

海洋创伤往往伴随着皮肤及软组织的撕裂伤、擦伤等。现场救治时，应对伤口进行彻底清创，去除污染物和坏死组织。随后，使用无菌敷料进行包扎，以预防感染和减少出血。对于较小的伤口，可采用快速缝合技术进行闭合，以促进伤口愈合。

（三）海上骨折固定

骨折是海洋创伤中常见的类型。现场救治时，应根据骨折部位和类型选择合适的固定方法，如夹板固定、石膏固定等。对于开放性骨折或伴有血管神经损伤的骨折，应首先进行止血、包扎和固定，再行转运。对于脊柱骨折或骨盆骨折等复杂骨折，应采用担架或专用转运工具进行搬运，并保持患者身体轴线稳定，避免加重损伤。

三、特殊情况处理

（一）海水浸泡伤

长时间浸泡在海水中的患者，可能出现低温症、电解质失衡等严重后果。现场救治时，应迅速将患者转移至温暖干燥的环境中，给予保暖措施，如加盖毛毯、使用热水袋等。同时，应密切监测患者的生命体征和电解质水平，及时纠正低温症和电解质失衡。

（二）海洋生物蜇刺伤与咬伤

海洋中存在大量有毒生物，如水母、海蛇、珊瑚等。被这些生物蜇刺伤与咬伤后，患者可能出现疼痛、肿胀、呼吸困难等中毒症状。现场救治时，应迅速清除伤口周围的残留物，用海水或淡水冲洗伤口，以减少毒素的吸收。对于严重中毒的患者，应尽快转运至医疗机构进行进一步治疗。

（三）海上溺水与淹溺

溺水与淹溺是海洋创伤中常见的致死原因。对于溺水患者，应立即进行

CPR，并尽快清除呼吸道内的水分和异物。对于淹溺患者，应密切观察其生命体征和意识状态，及时发现并处理因缺氧导致的脑损伤和其他并发症。

与陆地创伤现场救治比较，海洋创伤现场救治更具挑战性，需要救援人员具备高度的专业素养和应急能力。遵循迅速评估与分类、保持呼吸道通畅与呼吸支持、止血与控制出血、固定与搬运等基本原则，掌握海上 CPR、创伤包扎与缝合、骨折固定等关键技术，并妥善处理海水浸泡伤、海洋生物蜇刺伤与咬伤、海上溺水与淹溺等特殊情况，可以最大限度地提高患者生存率，减少并发症的发生，促进患者康复。

第四节 海洋创伤陆地治疗原则

海洋创伤是一类独特的创伤类型，其发生环境复杂多变，涉及海水浸泡、海洋生物蜇刺伤与咬伤、水下爆炸冲击、船舶事故等多种因素。此类创伤不仅会导致患者体表及深部组织的直接损伤，还常伴随海水污染所致的感染风险增加、电解质失衡及低温症等复杂情况。因此，海洋创伤的陆地后续救治策略需综合考虑多方面因素，以确保患者得到及时、有效、全面的治疗。

一、初步评估与稳定

（一）生命体征监测

患者到达陆地医疗机构后，应立即进行生命体征监测，包括心率、血压、呼吸频率、体温及意识状态等，以评估病情的严重程度和稳定性。要特别关注患者体温变化，海水浸泡可能导致低温症，需及时采取复温措施。

（二）创伤评估

采用高级创伤生命支持（Advanced Trauma Life Support，ATLS）或类似系统进行快速全面的创伤评估，优先处理危及生命的损伤，如呼吸道阻塞、大出血、张力性气胸等。同时，注意检查伤口位置、大小、深度及污染程度，为后续清创和抗感染治疗提供依据。

二、伤口处理与清创

(一) 伤口清洁

海洋创伤的伤口常受海水及海洋生物污染,需彻底清洁以减少感染风险。可使用生理盐水或稀释的消毒剂进行冲洗,避免使用刺激性强的清洁剂,以免加重组织损伤。

(二) 清创

根据伤口污染程度和组织损伤情况,决定是否进行清创。对于污染严重、坏死组织多的伤口,应尽早进行清创,彻底清除坏死组织和异物,减少感染源。清创过程中要注意保护周围正常组织,避免过度清创导致伤口愈合延迟。

三、抗感染治疗

(一) 经验性用药

在细菌培养结果出来之前,根据伤口污染情况和患者病史,给予经验性抗生素治疗。海洋创伤常涉及多种海洋微生物感染,需选用广谱抗生素覆盖常见病原菌。

(二) 细菌培养与药敏试验

及时采集伤口分泌物或组织进行细菌培养与药敏试验,根据结果调整抗生素治疗方案,确保治疗的针对性和有效性。

四、电解质平衡调整

(一) 电解质监测

海洋创伤患者常因海水浸泡导致电解质失衡,需密切监测血清电解质水平,特别是钠、钾、氯等离子的变化。

(二) 纠正电解质失衡

根据电解质监测结果,采取相应措施纠正电解质失衡。例如,对于低钠血症可通过限制水分摄入、补充高渗盐水等方法治疗;对于高钾血症则需采取利尿、透析等措施降低血钾水平。

五、低温性损伤处理

（一）复温

对于因海水浸泡导致的低温症患者，需迅速采取复温措施。轻度低温症可通过增加衣物、使用电热毯等方式复温，重度低温症则需采用体外循环复温或药物复温等方法。

（二）并发症防治

低温症可能导致心律失常、凝血功能障碍等严重并发症，需密切监测患者的生命体征，及时给予相应治疗。

六、心理支持与康复治疗

（一）心理评估与干预

海洋创伤患者常经历剧烈的心理应激反应，如恐惧、焦虑、抑郁等。需进行心理评估，必要时给予心理干预和支持，帮助患者渡过心理难关。

（二）康复治疗

根据患者的病情和康复需求，制订个性化的康复治疗计划，包括物理治疗、功能锻炼、职业康复等内容，以促进患者身体功能的恢复并帮助其重返社会。

总之，海洋创伤的陆地后续救治需要多学科团队的紧密合作和个体化治疗。及时有效的救治措施和全面的康复支持，可以最大限度地减轻患者的痛苦和残疾程度，提高其生活质量。

第四章 海洋钝性创伤

第一节 海洋钝性创伤概述

钝性创伤作为海洋创伤的重要组成部分，其发生机制、临床表现及治疗原则均呈现出显著的特点。本章旨在深入探讨钝性创伤在海洋创伤中的独特表现，以期为临床实践与科研探索提供参考。

一、定义与分类

钝性创伤指由非锐利性物体（如船体撞击、重物压迫、水流冲击等）造成的身体组织伤害。在海洋环境中，这类损伤常见于潜水作业、海上运输、海难救援及休闲活动等多种场景。根据损伤部位及性质的不同，钝性创伤可分为以下几类。

1. 闭合性钝性创伤：指皮肤表面完整，但内部组织（如肌肉、骨骼、器官等）受到冲击而受损。常见的海洋闭合性钝性创伤包括肋骨骨折、器官挫伤、关节脱位等。

2. 开放性钝性创伤：在某些极端情况下（如船体破裂、爆炸等），钝性物体可能同时造成皮肤破裂和内部组织损伤，形成开放性伤口。

3. 压力性损伤：特指长时间或高强度的水压作用于人体，导致局部组织受压坏死，潜水病中的减压病就属于此类。

二、特点

1. 多系统受累：海洋环境中的钝性创伤往往不是单一系统的损伤，而是多系统同时或相继受累。例如，船体撞击可能同时导致头部外伤、胸腹部器官损伤及四肢骨折等。

2. 隐匿性：部分闭合性钝性创伤初期症状可能不明显，尤其是器官损伤，容易因患者意识清醒、体表无明显伤口而被忽视，延误诊断和治疗。

3. 环境因素影响大：海洋环境的特殊性（如水温低、盐度高、湿度大）对钝性创伤的发展及预后有显著影响。低水温会加剧组织缺血缺氧，影响愈合速度；高盐度则可能增加伤口感染的风险。

4. 救援难度大：海洋环境中发生的钝性创伤，往往伴随着救援难度大、转运时间长等问题。这不仅会增加患者的生命危险，也会给后续的医疗救治带来挑战。

5. 并发症多：钝性创伤后，患者常伴随多种并发症，如感染、休克、多器官功能障碍综合征（Multiple Organ Dysfunction Syndrome，MODS）等。这些并发症的发生与海洋环境的特殊性及损伤的严重程度密切相关。

三、治疗原则与策略

针对海洋环境中的钝性创伤，治疗应遵循以下原则与策略。

1. 早期识别与评估：对于疑似钝性创伤的患者，应迅速进行全面的体格检查和必要的辅助检查（如X线、CT等），以明确损伤部位及程度。

2. 优先处理危及生命的损伤：如出现大出血、休克等紧急情况，应优先进行止血、抗休克等抢救措施。

3. 多学科协作：海洋钝性创伤往往涉及多个学科领域，因此应建立多学科协作机制，共同制订治疗方案。

4. 预防感染：鉴于海洋环境的高盐度及高湿度，应高度重视伤口的清洁与消毒工作，预防感染的发生。

5. 关注心理干预：海洋钝性创伤患者往往经历了强烈的恐惧与不安，因此心理干预也是治疗的重要组成部分。

第二节 海洋高能量损伤

在海洋环境中，高能量损伤是潜水作业人员、渔民、海上救援人员等海上作业人员面临的一种严重且复杂的创伤类型。这类损伤通常由高速水流、爆炸、船舶碰撞、重物砸击、高速坠落或强大的水下冲击波等造成，其特点在于瞬间释放的高能量导致广泛而深重的组织破坏，给患者的生命安全带来极大威胁。

一、发病机制

高能量损伤的机制复杂多样，主要可分为以下几种类型。

1. 直接冲击：由高速物体（如船舶碎片、重物等）直接撞击人体造成。此类损伤常导致严重的骨折、器官破裂、大出血及软组织撕裂。

2. 爆炸冲击波：水下爆炸产生的冲击波通过水介质传播，对人体产生广泛的冲击作用。这种损伤不仅限于接触部位，还能造成远离爆炸中心的远隔部位损伤，如肺爆震伤、耳部损伤及神经系统损伤。

3. 压力：在深海环境中，突然的压力变化（如潜水作业人员快速上浮）或水下爆炸引起的压力波，可对人体造成挤压伤或空腔器官破裂。

4. 高速水流：海啸、强流等自然灾害或人为因素（如水雷爆炸）产生的高速水流，可造成皮肤撕脱、骨折及器官损伤。

二、临床表现

高能量损伤的临床表现多样且严重，主要包括如下方面。

1. 休克：由于大量失血、器官破裂或疼痛性休克，患者常表现为面色苍白、四肢湿冷、脉搏细速及血压下降。

2. 疼痛与功能障碍：受损部位常伴有剧烈疼痛，并因骨折、关节脱位或软组织损伤导致功能丧失。

3. 出血：包括内出血和外出血。内出血难以察觉，但可迅速导致休克；外出血则表现为伤口持续渗血或喷射性出血。

4. 呼吸困难与发绀：肺爆震伤、气胸、血胸或肋骨骨折可影响呼吸功能，导致呼吸困难和缺氧性发绀。

5. 意识障碍：严重颅脑损伤可导致患者意识模糊、昏迷甚至死亡。

6. 特殊表现：如减压病引起的关节疼痛、皮下气肿，爆炸性耳聋，以及高压环境导致的特殊损伤。

三、诊断

高能量损伤的诊断需结合患者病史、体格检查及必要的辅助检查进行。

（一）病史询问

详细询问患者的受伤经过、症状出现时间及既往健康状况。

（二）体格检查

全面评估患者的生命体征、意识状态、受伤部位及程度。特别注意检查有无休克征象、呼吸困难、出血及特殊表现。

（三）辅助检查

1. 影像学检查：X线、CT、MRI等检查有助于发现骨折、器官破裂及颅脑损伤等。
2. 实验室检查：血常规、凝血功能、肝肾功能等可评估患者的全身状况及有无内出血。
3. 特殊检查：如潜水作业人员需进行减压病筛查，爆炸性耳聋需进行听力测试等。

四、治疗策略

高能量损伤的治疗应遵循"救命为先，兼顾功能"的原则，具体措施如下。

（一）紧急复苏

对于休克患者，应立即进行补液、输血等抗休克治疗，同时保持呼吸道通畅，必要时进行气管插管或气管切开术。

（二）控制出血

对于外出血，应迅速包扎止血；内出血则需根据出血部位和程度选择相应的止血措施，如手术止血、栓塞血管等。

（三）手术治疗

对于骨折、关节脱位及器官破裂等需手术治疗的损伤，应尽早安排手术。手术原则为彻底清创、修复损伤组织并预防感染。

（四）预防感染

高能量损伤易并发感染，因此应预防性使用抗生素，并加强伤口护理和营养支持。

（五）康复治疗

待患者病情稳定后，应尽早开始康复治疗，包括物理治疗、功能锻炼及心理干预等，以促进功能恢复和提高生活质量。

第三节　海上船舶坠落伤

在广袤无垠的海洋环境中，船舶作为重要的交通工具，其安全性直接关系到船上人员的生命与财产安全。然而，海上航行中的船舶坠落事故时有发生，这些事故不仅会造成巨大的经济损失，还会对船上人员造成严重的身体损伤，甚至危及生命。

一、损伤机制

海上船舶坠落伤通常发生在船舶翻覆、沉没或人员意外落水等情况下。海上船舶坠落伤的损伤机制主要包括以下几个方面。

（一）溺水与窒息

船舶翻覆或沉没后，船上人员往往会坠入水中。在缺乏救生设备或救援不及时的情况下，溺水与窒息成为主要的致死原因。溺水过程中，人体会因缺氧而出现意识丧失、呼吸心搏停止等严重后果。

（二）撞击伤

在坠落过程中，人体可能会与船体结构、货物或其他障碍物发生撞击，导致颅脑损伤、骨折、软组织挫裂伤等撞击伤。这些损伤往往严重且复杂，需要及时的医疗救治。

（三）螺旋桨损伤

螺旋桨是机动船舶的重要推进装置，其转速极高且威力巨大。当落水者被吸引到螺旋桨工作区域时，极易被高速旋转的桨叶划伤。螺旋桨损伤具有典型的特征：创伤多呈弧形且排列有规律，创缘和创角有擦痕，某些裂创或骨折的形态人为很难形成。螺旋桨损伤往往会导致严重的肢体断碎、软组织切削等

二、损伤特点

（一）复杂性

海上船舶坠落伤的损伤机制复杂多样，涉及多种物理和化学因素。不同类型的事故可能导致不同类型的损伤，且损伤程度往往因个体而异。

（二）严重性

由于船舶结构庞大且重量巨大，一旦发生坠落事故，其产生的冲击力往往非常强大。这种强大的冲击力会导致严重的身体损伤甚至死亡。同时，海洋环境恶劣多变，救援难度大，会进一步加剧损伤的严重性。

（三）多样性

海上船舶坠落伤的损伤类型多样，包括钝器伤、锐器伤、烧伤、爆炸伤、溺水与窒息等。这些不同类型的损伤可能同时存在于同一患者身上，增加了救治的难度和复杂性。

三、现场急救

（一）现场急救原则

针对海上船舶坠落伤的现场急救，应遵循以下基本原则。

1. 确保安全：在进行任何急救操作前，必须确保自身及患者的安全，防止二次伤害的发生。

2. 迅速评估伤情：通过询问病史、观察症状、体格检查等手段，迅速评估患者的伤情，明确优先处理的伤害部位。

3. 保持呼吸道通畅：对于意识不清或昏迷的患者，应立即清除口腔异物，保持呼吸道通畅，必要时进行人工呼吸或 CPR。

4. 控制出血：对于明显出血的伤口，应立即采取压迫、包扎等止血措施，减少血液流失。

5. 固定患肢：对于骨折患者，应使用夹板、绷带等物品进行固定，防止骨折端移位加重损伤。

6. 保温：海洋环境寒冷，患者易因体温过低而加重病情，因此应采取有效措施进行保温。

(二) 具体急救措施

1. 初步评估与呼救。

(1) 评估：迅速到达患者身边，评估其意识状态、呼吸、脉搏等生命体征，以及有无明显外伤。

(2) 呼救：利用船上通信设备向附近医疗机构或救援中心发出求救信号，报告患者情况及所在位置。

2. 维持生命体征。

(1) 保持呼吸道通畅：如前所述，对于意识不清的患者，应立即清除口腔异物，保持呼吸道通畅。

(2) CPR：若患者呼吸、心搏骤停，应立即进行 CPR，直至专业救援人员到达。

3. 控制出血。

(1) 直接压迫：对于出血部位，使用干净纱布或衣物直接压迫伤口，以减缓出血速度。

(2) 加压包扎：在直接压迫的基础上，使用绷带等物品进行加压包扎，进一步控制出血。

4. 固定患肢。

(1) 判断骨折：通过观察患者患肢的畸形、异常活动及骨擦音等体征，判断是否存在骨折。

(2) 简易固定：使用木板、树枝等硬质物品作为夹板，与患肢长轴平行放置，然后用绷带或布条进行固定。注意固定时松紧适宜，避免过紧导致血液循环障碍。

5. 处理颅脑损伤。

(1) 保持头部稳定：对于颅脑损伤患者，应避免头部晃动，以免加重脑损伤。

(2) 观察病情变化：密切观察患者的意识状态、瞳孔大小及反应情况，如有异常应及时报告。

6. 保温保暖。

(1) 保持体温：使用毛毯、睡袋等物品为患者保暖，防止体温过低。

(2) 避免直接吹风：尽量让患者远离风口，减少冷风直接吹拂。

四、转运

海上船舶坠落伤因其独特的致伤机制、复杂的伤情变化及有限的医疗资源，其转运过程显得尤为重要。

（一）转运前的评估与准备

1. 伤情评估：转运前，需对患者进行全面而快速的伤情评估，包括意识状态、生命体征、出血情况、骨折部位及程度、器官损伤迹象等。特别要注意评估是否存在脊柱损伤，以避免转运过程中的二次伤害。

2. 紧急处理：根据伤情评估结果，立即进行必要的紧急处理，如止血、包扎、固定患肢、保持呼吸道通畅等。对于生命体征不稳定者，应优先进行生命支持治疗，如CPR、液体复苏等。

3. 环境准备：确保转运环境安全，清除障碍物，准备好担架、固定带等转运工具。同时，根据天气和海况，选择合适的转运方式和路径，如直升机、快艇或救生筏等。

（二）转运过程中的注意事项

1. 稳定伤情：转运过程中，需持续监测患者的生命体征，保持呼吸道通畅，及时调整治疗方案以稳定伤情。对于脊柱损患者，应采用正确的搬运方法，如平托法或滚动法，以避免脊柱扭曲。

2. 保暖与干燥：海水浸泡和低温环境可能导致患者体温下降和湿冷性休克。因此，在转运过程中应做好保暖措施，如使用保温毯、干毛巾等覆盖身体，保持身体干燥。

3. 预防感染：海洋环境复杂，易滋生细菌、病毒等微生物。转运过程中应注意预防感染，如定期更换伤口敷料、保持伤口清洁干燥、使用抗生素预防感染等。

4. 心理支持：海上船舶坠落伤往往伴随着巨大的心理创伤。在转运过程中，应给予患者适当的心理支持和安慰，缓解其紧张、恐惧等负面情绪。

（三）转运至陆地后的处理

1. 无缝对接：确保转运至陆地后能与陆地医疗机构实现无缝对接，及时将患者转送至有条件的医院进行进一步治疗。

2. 详细交接：向接收医院提供详细的伤情报告、治疗过程及转运过程中的特殊情况等信息，以便接收医院能够迅速了解患者的情况并制订适宜的治疗方案。

3. 后续随访：对于危重患者，应建立随访机制，定期了解其康复情况并提供必要的指导和支持。

海上船舶坠落伤的转运是海洋创伤救治中的重要环节。通过科学的伤情评估、及时的紧急处理、安全的转运过程，以及转运至陆地后的有效治疗与随访，可以最大限度地降低海上船舶坠落伤的致残率和致死率。

第四节 海上作业中的重物砸伤与挤压伤

重物砸伤与挤压伤作为海上作业中常见的伤害类型，不仅威胁着作业人员的生命安全，也对海上作业的顺利进行构成了严重威胁。本节旨在深入探讨海上作业中重物砸伤与挤压伤的成因、机制、临床表现、急救处理及预防措施，以期为海上作业的安全管理提供科学依据和实用指导。

一、原因与机制

重物砸伤多发生于货物装卸、设备维修、起重作业等过程中。其主要原因：起重设备故障导致重物失控坠落；作业人员操作不当，如未正确使用安全绳索、未设置警示区域等；环境因素如风浪、海流影响导致作业平台不稳，进而引发重物滑落。

重物砸伤的机制复杂，可造成直接冲击伤和间接震荡伤。前者主要表现为局部组织挫伤、骨折甚至器官破裂；后者则可能引发全身性反应，如休克、多器官衰竭等。

挤压伤则多发生在狭小空间作业、船舶碰撞、沉船事故等情况下。当人体被重物长时间挤压或受到强烈挤压后突然放松时，可造成局部组织损伤、血液循环障碍及神经功能障碍。挤压伤的主要病理生理变化有：局部组织坏死、水肿、出血及血栓形成；血液循环障碍导致远端肢体缺血性坏死；神经受压引起感觉和运动功能障碍；严重者可能会出现挤压综合征，表现为高钾血症、酸中毒、急性肾衰竭等危及生命的并发症。

二、临床表现

重物砸伤的临床表现依砸伤部位、程度及范围而异。轻者仅表现为局部疼痛、肿胀、淤血，重者则可能会出现骨折、器官破裂、大出血等严重情况。骨折部位常伴随畸形、异常活动及骨擦音，器官破裂表现为腹痛、呕吐、血尿、便血等症状，大出血则可能迅速导致休克甚至死亡。

挤压伤的临床表现以局部组织肿胀、疼痛、麻木及功能障碍为主。随着病情发展，可能会出现皮肤苍白、发凉、无脉等缺血表现。挤压综合征患者则可能会出现全身性症状，如高钾血症引起的心律失常、酸中毒导致的呼吸深快、急性肾衰竭引起的少尿或无尿等。

三、急救处理

（一）现场急救

对于重物砸伤和挤压伤患者，现场急救至关重要。首先应立即脱离危险环境，避免二次伤害。对于重物砸伤患者，应迅速评估伤情，采取止血、包扎、固定等措施；对于挤压伤患者，应解除挤压物，保持呼吸道通畅，注意保暖。同时，密切观察患者的生命体征，如有休克表现应立即进行抗休克治疗。

（二）转运

在做好现场急救的基础上，应尽快将患者转运至具备救治条件的医疗机构。转运过程中应注意保持患者体位稳定，避免颠簸和剧烈震动。对于伤情严重、生命体征不稳定的患者，应优先安排医疗直升机或救护船进行快速转运。

（三）陆地医院救治

陆地医院救治应遵循"先救命后治伤"的原则。对于重物砸伤患者，应根据伤情进行相应的手术治疗或非手术治疗；对于挤压伤患者，则应重点关注挤压综合征的预防和治疗，包括补液、利尿、碱化尿液、血液透析等措施以减轻肾负担并促进肾功能恢复。

四、预防措施

（一）加强安全教育

提高海上作业人员的安全意识和自我保护能力是预防重物砸伤与挤压伤的关键。企业应定期组织安全教育活动，加强事故案例分析教育，提高作业人员的风险识别能力和应急处理能力。

（二）完善安全设施

应加大安全设施投入力度，完善起重设备、安全绳索、警示标识等安全设施的配置和使用管理。同时，加强设备的日常维护和保养工作，确保设备处于良好状态并符合安全要求。

（三）规范作业流程和操作规程

制订科学合理的作业流程和操作规程是预防重物砸伤与挤压伤的重要措施之一。企业应根据实际情况制订详细的作业指导书和操作规程，明确作业步骤、安全注意事项及应急处置措施等内容，并加强作业过程中的监督和管理力度。

（四）强化应急演练

定期组织应急演练活动是提高海上作业人员应急处理能力的重要途径之一。企业应根据实际情况制订应急预案并定期组织演练活动，通过模拟真实场景和突发事件来检验应急预案的可行性和有效性，并不断完善和优化应急预案内容，以提高应急响应速度和处置能力。

深入分析其原因与机制、临床表现及急救处理措施，并结合实际情况提出相应的预防措施和建议，可以有效降低海上作业中重物砸伤与挤压伤的发生率，并提高作业人员的应急处置能力，从而为海上作业的安全稳定提供有力保障。

第五节　海洋钝性创伤的预防

钝性创伤作为海上作业和航海活动中一种常见的伤害类型，对海上作业人员的生命安全造成严重威胁。为了保障海上作业人员的安全，本节将从多个方面详细阐述海洋钝性创伤的预防措施。

一、环境风险评估与预警

1. 分析海域环境：在航海或作业前，对即将进入的海域进行全面的环境分析，评估海域中的风浪、海流、暗礁、浮冰等自然因素可能对船舶和作业人员造成的风险。

2. 建立及完善气象预警系统：建立并完善气象预警系统，及时接收并传达气象预报信息，特别是大风、大浪、暴雨等恶劣天气的预警，以便提前采取防范措施。

3. 检查船舶安全：定期对船舶进行安全检查，确保船体结构、甲板设施、安全设备等处于良好状态，减少因船舶故障导致的钝性创伤风险。

二、个人防护装备的使用

1. 安全帽与防护服：所有作业人员在甲板上作业时，必须穿戴符合标准的安全帽和防护服。安全帽能有效保护头部免受坠落物或碰撞的伤害，防护服则能减轻身体其他部位受到钝性冲击时的损伤。

2. 安全带与救生衣：在进行高空作业或靠近船舷等危险区域时，必须系好安全带，并确保其固定牢靠。同时，救生衣应随时穿在身上，以便在紧急情况下迅速逃生。

3. 防护手套与防护鞋：在进行可能产生钝性冲击的作业时，如搬运重物、使用工具等，应穿戴防护手套和防护鞋，以减少手部和脚部受伤的风险。

三、作业规范与安全操作规程

1. 严格遵守作业规范：所有作业人员应严格遵守作业规范和安全操作规程，不得擅自更改作业流程或省略安全步骤。

2. 加强培训与教育：定期对作业人员进行安全教育和技能培训，提高其对钝性创伤的认识和防范能力。培训内容应包括钝性创伤的危害、预防措施、急救知识等。

3. 合理安排工作时间：避免作业人员长时间连续工作导致疲劳和注意力下降，从而增加钝性创伤的风险。应合理安排工作时间和休息时间，确保作业人员保持良好的精神状态。

四、应急准备与救援措施

1. 制订应急预案：针对可能发生的钝性创伤事故，制订详细的应急预案，包括事故报告程序、紧急救援措施、患者转运方案等。

2. 配备急救设备与常用药品：船舶上应配备齐全的急救设备和常用药品，如止血带、绷带、消毒剂、镇痛药等，以便在发生钝性创伤事故时及时进行初步救治。

3. 加强应急演练：定期组织作业人员进行钝性创伤事故的应急演练，提高作业人员在紧急情况下的应变能力和协作能力。

五、技术革新与设备升级

1. 采用先进技术与设备：积极引进和应用先进的船舶技术和设备，如自动化控制系统、智能导航系统等，降低人为操作失误导致的钝性创伤风险。

2. 改善工作环境：通过改善船舶工作环境，如增加照明设施、优化甲板布局等，减少作业人员在作业过程中受到钝性冲击的风险。

第五章　海洋锐性创伤

第一节　海洋锐性创伤概述

一、定义

海洋锐性创伤指在海洋环境中，尖锐物体（海洋生物如珊瑚、海胆的刺，船舶碎片，渔网的锐边，金属部件等）导致人体皮肤、软组织乃至骨骼等结构发生的穿透性、切割性或撕裂性伤害。这类损伤往往具有突发性、高能量性和复杂性，其严重程度取决于致伤物体的性质、作用力、作用方式及患者自身的生理条件等因素。

二、特点

1. 多因素共同作用：海洋锐性创伤的发生往往不是单一因素所致，而是海洋环境、作业方式、个人防护装备及个体行为等多因素共同作用的结果。例如，潜水作业人员在未佩戴足够防护装备的情况下，直接接触珊瑚等尖锐物体，极易发生锐性创伤。

2. 高感染风险：海洋环境中存在大量的微生物和病原体，包括细菌、病毒、真菌等，这些微生物可通过锐性创伤伤口侵入人体，引发感染。加之海洋环境的特殊性，如高盐度、低氧分压等，使得感染的控制和治疗更加困难。

3. 损伤类型多样：海洋锐性创伤可涉及人体多个部位和组织层次，从浅表的皮肤划伤到深层的肌肉撕裂、血管断裂甚至骨折等，损伤类型多样且复杂。不同类型的损伤对机体的影响及后续治疗策略也各不相同。

4. 救治难度大：海洋环境复杂多变，救治难度大，尤其是在远离陆地的海域，一旦发生锐性创伤，往往难以及时获得专业医疗救治。此外，海上作业人员多需长时间在海上作业，受伤后可能因疼痛、失血、感染等因素导致身体状况迅速恶化，进一步增加救治的难度。

5. 心理影响深远：海洋锐性创伤不仅会对患者的生理健康造成严重影响，还可能对其心理健康产生深远影响。面对突如其来的伤害和可能留下的永久性残疾或瘢痕，患者可能产生焦虑、抑郁等心理问题，影响其生活质量和社会功能。

三、致伤机制

海洋环境中，锐利物品包括但不限于船体碎片、断裂的金属部件、尖锐的玻璃碎片、锋利的绳索断端及散落的海上杂物等。这些物体在风浪、碰撞、爆炸等突发事件中极易成为伤害源，通过切割、刺入、撕裂等多种方式对人体造成损伤。

1. 切割伤：船体碎片的锋利边缘高速划过皮肤或组织，会形成长而深的伤口，常伴有大量出血和神经、血管、肌腱等结构的损伤。

2. 刺入伤：锐利物品如钉子、螺钉等直接刺入体内，不仅会造成局部组织破坏，还可能穿透重要器官，引发内出血、感染等严重后果。

3. 撕裂伤：强大的外力作用下，物体可能将皮肤及深层组织撕脱，形成复杂且不规则的伤口，伴随大量出血和组织缺损。

四、临床表现

1. 出血：不同的伤口位置和深度，出血程度不一，可能会迅速导致失血性休克，危及生命。

2. 疼痛：伤口周围常有剧烈疼痛，尤其是神经末梢丰富的部位。

3. 功能障碍：若伤及关节、肌腱、神经等重要结构，可能会导致肢体运动、感觉功能障碍。

4. 感染风险：海水中的微生物容易污染伤口，增加感染风险，尤其是深海伤口，因压力变化可能导致气体栓塞等并发症。

五、诊断要点

1. 病史询问：详细询问受伤经过，了解致伤物的性质、作用方式及时间。

2. 体格检查：全面评估伤口大小、深度、出血情况，检查有无神经、血管、肌腱损伤及远端肢体功能情况。

3. 影像学检查：X线、CT等检查有助于发现体内异物、有无骨折及器官损伤情况。

4. 实验室检查：血常规、凝血功能等检查，评估出血及感染风险。

六、治疗策略

1. 急救处理：立即止血，可采用直接压迫、加压包扎或止血带绑扎等方法。同时，保持呼吸道通畅，必要时进行 CPR。
2. 伤口处理：彻底清创，去除污染及坏死组织，根据伤口情况选择缝合、植皮或皮瓣修复等手术治疗。对于体内异物，需评估其位置、大小及周围组织情况，决定是否手术取出。
3. 预防感染：早期、足量、联合使用抗生素，预防伤口感染。同时，保持伤口清洁干燥，定期换药。
4. 功能康复：术后根据损伤部位及程度制订个性化康复计划，包括物理治疗、功能锻炼等，以恢复肢体功能。
5. 心理支持：关注患者的心理状态，提供必要的心理支持和干预，减轻创伤后应激反应。

第二节　海洋锐性创伤的伤口处理原则

一、伤情评估与初步止血

到达患者身边后，首要任务是快速进行伤情评估，特别是判断是否有危及生命的出血。对于活动性出血，应立即采取压迫止血、包扎止血等初步措施，控制出血量，为后续救治赢得时间。

二、清洁伤口与预防感染

在可能的情况下，应尽快使用清水（如淡水或经淡化处理的海水）冲洗伤口，去除表面的污物和异物，减少感染风险。需注意的是，海水直接冲洗虽能清洁伤口，但也可能带入新的微生物，因此应尽量避免。随后，使用无菌敷料或干净的布类物品覆盖伤口，保持伤口清洁干燥。

三、稳定生命体征与转运

在处理伤口的同时，应密切关注患者的生命体征，如呼吸、脉搏、血压等，确保患者处于稳定状态。一旦条件允许，应尽快将患者转运至具备更好救治条件的医疗机构进行进一步治疗。

四、镇痛与心理支持

锐性创伤往往伴随着剧烈的疼痛，适时给予镇痛治疗可减轻患者痛苦，提高其配合度。同时，提供心理支持，缓解患者的心理压力，对于促进其康复同样重要。

五、特殊情况处理

对于深部刺伤或切割伤，尤其是伤及重要血管、神经或器官的伤口，应迅速评估并采取相应的急救措施。如无法自行处理，应立即联系专业医疗团队进行远程指导或现场救援。

海洋锐性创伤的伤口因其独特的成因、环境及救援条件而具有显著的特殊性。在处理此类伤口时，应坚持迅速评估、初步止血、清洁伤口、稳定生命体征与转运、镇痛与心理支持等原则，并充分考虑海洋环境的特殊性，灵活应对各种挑战。

第三节 海洋锐性创伤的出血控制

锐性创伤如利器刺伤、爆炸性碎片切割等，常导致严重的血管损伤和大量出血，威胁患者的生命。本节旨在探讨海洋锐性创伤出血的控制策略，以期为海上医疗救护提供科学依据和实践指导。

一、海洋锐性创伤出血的特点

海洋锐性创伤往往导致深层组织、血管甚至器官的损伤，出血量大且难以控制，是海上医疗救治的重点和难点。

二、出血控制的基本原则

1. 快速评估与分类：迅速对患者进行初步评估，判断出血的严重程度和部位，区分致命性大出血和非致命性出血，优先处理致命性大出血。
2. 立即止血：采用直接压迫，使用止血带、止血钳等方法迅速控制出血，防止血液进一步流失，为后续救治赢得时间。

3. 保持生命体征稳定：在止血的同时，密切监测患者的生命体征，如血压、心率、呼吸等，及时采取措施维持生命体征稳定。

4. 预防并发症：在救治过程中，注意预防低温症、酸中毒、凝血功能障碍等并发症的发生，减轻患者痛苦，提高救治成功率。

三、出血控制策略

（一）直接压迫止血

直接压迫止血法是最简单、最直接的止血方法，适用于四肢、躯干等体表可见性出血的初步控制。具体操作时，应使用清洁的纱布、衣物等物品覆盖伤口，然后用力按压伤口上方，以阻断血流。注意保持压力恒定，避免时紧时松导致出血反复。

（二）止血带止血

对于四肢大血管损伤导致的严重出血，可采用止血带止血法。止血带应选用宽幅绷带或专用止血带，避免使用细绳、电线等易导致组织切割的物品。止血带应绑在伤口近心端，松紧适度，以能阻断血流但不影响远端肢体血运为宜。同时，应标记止血带使用时间，每隔一段时间（一般为 1 小时）松开一次，以防远端肢体缺血性坏死。

（三）止血钳止血

在海上医疗条件有限的情况下，止血钳是处理血管损伤的重要工具。当发现明显的血管断裂时，应迅速使用止血钳夹闭出血点，以达到止血目的。止血钳的使用应准确、迅速，避免夹闭周围正常组织或神经。注意，这项操作应由受过训练的医务人员执行。

（四）损伤控制性复苏策略

对于海上严重创伤伴大出血的患者，传统的积极液体复苏策略可能会加重出血和凝血功能障碍。因此，可借鉴损伤控制性复苏（Damage Control Resuscitation，DCR）策略，通过容许性低血压、止血性复苏和损伤控制性手术等措施，控制出血并维持生命体征稳定。具体措施如下。

1. 容许性低血压：在出血未得到有效控制前，允许患者在一定时间内维持较低的血压水平,以减少出血量和输血需求。

2. 止血性复苏:优先使用止血药物、血管活性药物等控制出血,同时根据伤情和出血量适量补充晶体液和胶体液,以维持循环功能。

3. 损伤控制性手术:对于严重创伤伴大血管损伤的患者,应尽早实施损伤控制性手术,以控制出血并稳定伤情。手术应简单有效,避免过度干预和扩大损伤范围。

第四节　海洋锐性创伤的感染预防

海洋环境的特殊性,如高湿度、高盐度、微生物丰富等,使发生锐性创伤后的伤口感染风险显著增加。因此,制订并执行科学有效的海洋锐性创伤伤口感染预防策略,对于保障海上作业人员的生命健康具有重要意义。

一、海洋环境对伤口感染的影响

1. 高湿度与高盐度:海洋环境的高湿度和高盐度易导致伤口周围皮肤湿润,为细菌生长提供有利条件。

2. 微生物丰富:海水中含有大量微生物,包括致病菌,一旦伤口暴露于海水中,感染风险会急剧上升。

3. 救援延迟:海上作业地点往往远离陆地,一旦发生伤害,可能不能第一时间获得救援和医疗处理,会增加伤口感染的风险。

二、预防伤口感染的策略

(一)快速识别与初步处理

1. 立即止血:使用干净的纱布或衣物压迫伤口,控制出血。

2. 清洁伤口:在条件允许的情况下,尽快用生理盐水或清水冲洗伤口,去除异物和污染物。注意避免使用含酒精的消毒剂直接冲洗伤口,以免加重组织损伤。

3. 包扎固定:用无菌敷料或干净的布块覆盖伤口,并进行适当的加压包扎,以减少出血和污染。

（二）预防性使用抗生素

根据伤口情况和患者既往史，考虑预防性使用抗生素。但需注意，抗生素的滥用可能导致耐药菌的产生，因此应在医生指导下合理使用。

（三）伤口监测与换药

密切观察伤口情况，包括红肿、疼痛、渗出物等感染迹象。一旦发现异常，应及时报告医生并进行处理。定期更换敷料，保持伤口清洁干燥。换药时，应使用无菌器械和物品，避免交叉感染。

（四）加强个人防护

穿戴合适的个人防护装备，如手套、防护眼镜、安全鞋等，减少锐性创伤的发生。提高安全意识，遵守操作规程，避免在疲劳、分心等状态下进行高风险作业。

（五）海上医疗支持体系建设

完善海上医疗支持体系，确保在发生伤害时能够迅速获得医疗支持。加强医疗人员培训，提高其在海洋环境下的救治能力和应对复杂情况的能力。在作业船舶上配备必要的医疗设备和药品，确保在救援和转运过程中能够提供基本的医疗救治服务。

通过综合施策，可以有效降低海洋锐性创伤后的伤口感染风险，保障海上作业人员的生命健康和安全。同时，加强安全教育和培训，提高作业人员的安全意识和自我保护能力，也是预防锐性创伤发生及创伤后伤口感染的重要措施之一。

第六章　海浪与海上风暴相关创伤

第一节　海浪与海上风暴概述

海浪与海上风暴是海洋动力的重要组成部分，对海洋环境、航运安全、海洋资源开发及海洋工程结构安全等具有重要影响。

一、海浪概述

（一）定义与分类

海浪指海洋表面因风力作用或其他外力（如地震、月球引力等）而产生的波动现象。根据生成原因，海浪可分为风浪、涌浪和近岸浪三大类。风浪是直接由风力作用在平静水面上产生的波浪；涌浪则是风浪在传播过程中逐渐脱离风区，继续以波的形式向前传播的波浪；近岸浪是风浪或涌浪接近岸边时，受地形、水深等因素影响而发生变形和破碎的波浪。

（二）形成机制

海浪的形成主要依赖于风力的作用。当风吹过水面时，对水面施加一个切向应力，使得水面上的水质点开始振动并沿一定方向传播，形成波浪。波浪的振幅、周期和波长等参数受风速、风向、风区长度、水深等多种因素影响。此外，海浪的传播过程还会受到地球自转、海底地形、海流等多种因素的调节和干扰。

（三）特征分析

海浪的特征参数包括波高、波长、波浪周期、波速等。波高指波浪的垂直高度，是衡量波浪大小的重要指标；波长指相邻两个波峰（或波谷）之间的水平距离；波浪周期指波浪从一个波峰到下一个波峰（或一个波谷到下一个波谷）所需的时间；波速则指波浪在水平方向上传播的速度。这些参数之间存在一定的关系，如波长与波速之比等于波浪周期。

二、海上风暴概述

（一）定义与分类

海上风暴指发生在海洋上的强烈天气现象，通常伴随着狂风、暴雨、巨浪等恶劣天气。根据成因和性质的不同，海上风暴可分为热带气旋（如台风、飓风）、温带气旋、冷锋型风暴等多种类型。其中，热带气旋是发生在热带或副热带洋面上的强烈低气压现象，具有旋转性强、破坏力大的特点；温带气旋则是发生在中高纬度地区的天气现象，通常由冷暖气流交汇形成。

（二）形成机制

海上风暴的形成机制复杂多样，但大多与大气环流、海洋热状况、地形地貌等因素密切相关。以热带气旋为例，其形成通常需要满足以下几个条件：一是要有足够广阔的热带洋面提供足够的热量和水汽；二是要形成一个弱的热带涡旋作为初始扰动；三是要有足够大的地球自转偏向力使扰动气流做气旋性旋转；四是要有足够强的低层东南风分量使热带气旋加强；五是要有一个较弱的低层环境风场使热带气旋得以维持和发展。

（三）影响范围与危害

海上风暴的影响范围广泛，不仅影响海上航行、渔业等经济活动，还可能引发海难事故、海洋污染等严重后果。同时，海上风暴带来的狂风、暴雨、巨浪等恶劣天气现象还会对沿海地区的生产生活造成严重影响，如造成房屋倒塌、道路中断、农田淹没等灾害性后果。此外，海上风暴可能引发次生灾害，如风暴潮、海啸等，进一步加剧灾害损失。

三、海浪与海上风暴的相互作用与预测防范

（一）相互作用

海浪与海上风暴之间存在密切的相互作用。一方面，海上风暴是海浪产生

和发展的重要驱动力之一，海上风暴中的狂风会加剧海浪的生成和传播；另一方面，海浪也会对海上风暴的发展产生一定影响，如海浪的破碎和摩擦会消耗部分风能，从而影响海上风暴的强度和路径。

（二）预测防范

针对海浪与海上风暴的预测防范工作，目前主要采用数值预报模型、卫星遥感技术、雷达观测等多种手段进行监测和预测。收集和分析海洋气象观测数据、海洋环境数据等信息资源，建立高精度的海浪和海上风暴预报模型，可实现对海浪和海上风暴的实时监测和预报。同时，加强海洋灾害预警体系建设，提高公众对海洋灾害的认识和防范意识，制订科学合理的防灾减灾措施和应急预案，减轻海浪和海上风暴等海洋灾害对人类社会的影响。

随着科技的不断进步，人们将能够更加准确地预测和防范海浪和海上风暴等海洋灾害的发生发展。同时，相关机构需要加强国际合作与交流，共同应对海洋灾害挑战，更好地预防海洋创伤。

第二节　海浪与海上风暴相关创伤的特点

海浪与海上风暴不仅是自然现象的一部分，还会构成潜在的生命威胁。本节旨在探讨海浪与海上风暴相关创伤的特点，以期为相关领域的研究、救援及预防工作提供科学参考。

一、海浪相关创伤的特点

（一）波浪冲击力的多样性

海浪对人体的直接冲击是造成创伤的主要原因之一。海浪的冲击力因其波高、波浪周期、水深及近岸地形的不同而表现出极大的差异性。低矮的海浪可能仅造成轻微的擦伤或淤青，而巨浪则能瞬间产生强大的冲击力，足以将人体抛向空中或撞击到坚硬物体上，导致骨折、器官损伤乃至生命危险。

（二）水下压力变化的影响

海浪的起伏不仅会带来表面的冲击，还伴随着水下压力的快速变化。当人体被卷入海浪下方时，随着水深的增加，水压急剧上升，可能会对肺部、中耳等器官造成压迫性损伤。此外，快速的水压变化还可能引发潜水病（如减压病）等潜在的健康问题。

（三）长时间暴露于恶劣环境的影响

在海上作业时，若遭遇持续的大浪，作业人员可能需长时间暴露在恶劣环境中。这不仅会消耗大量体力，还可能因长时间暴露在寒冷、潮湿的环境中而导致低温症（失温）、冻疮等冷伤害，以及因海水浸泡引发的皮肤感染等问题。

二、海上风暴相关创伤的特点

（一）极端天气条件下的多重威胁

海上风暴往往伴随着狂风、暴雨、巨浪及可能的海啸等极端天气现象。这些极端天气条件会对海上作业人员的生命安全造成巨大威胁。狂风不仅会增加船舶失控的风险，还可能携带大量杂物（如树枝、木板等），成为飞行中的"杀手"。暴雨则会降低能见度，增加救援难度。巨浪和海啸会直接威胁船舶和作业人员的安全。

（二）船舶事故引发的连锁反应

海上风暴往往会导致船舶事故频发，如翻船、触礁、碰撞等。这些事故不仅会造成直接的身体伤害（如骨折、器官破裂等），还可能引发一系列连锁反应，如溺水、窒息、长时间漂浮导致的体力衰竭等。在船舶沉没的情况下，作业人员还需面对被困、缺氧等极端生存挑战。

（三）心理创伤的不可忽视性

除了身体上的创伤，海上风暴还可能给幸存者带来严重的心理创伤。面对突如其来的灾难和生死考验，人们往往会产生恐惧、焦虑、绝望等负面情绪。这些情绪不仅会影响个体的心理健康和社交功能，还可能长期存在并影响其生活质量。

第三节 海浪与海上风暴相关创伤的防护措施与应对策略

对于海上作业人员及相关医疗人员，了解并掌握海浪与海上风暴相关创伤的防护措施与应对策略，是确保生命安全、减少伤害的关键。

一、防护措施

（一）船舶准备

在出海前，应对船舶进行全面检查，确保船体结构完整、航行设备完好、安全设备（如救生衣、救生艇、信号装置等）齐全有效。同时，应根据天气预报和航线特点，合理配备作业人员和物资，制订应急预案。

（二）个人防护

海上作业人员应穿戴专业的防护装备，如防滑鞋、防水服、安全帽、救生衣等。在遭遇海浪与海上风暴时，应迅速固定自己，避免被甩出船外或撞伤。同时，应保持冷静，按照应急预案行动。

（三）通信与导航准备

确保船上通信畅通，及时与陆地或其他船舶保持联系。利用卫星导航和雷达等先进设备，实时掌握船舶位置和周围环境信息，以便及时做出正确决策。

二、应对策略

（一）避让策略

在接到海上风暴预警后，应尽快评估船舶的抗风能力和航线安全性，必要时采取避让措施。避让时应选择风浪较小的海域或航线，避免直接面对风暴中心或强风带。

（二）稳定船体

在航行过程中，应密切关注船体的稳定性，及时调整航向和航速以减小海浪对船体的影响。同时，应利用压载水、货物等手段调整船体重心，提高抗风浪能力。

（三）救援准备

一旦发生海难或作业人员受伤情况，应立即启动救援预案。首先确保受伤人员得到及时救治和妥善安置；其次组织力量进行自救互救；最后通过通信设备向外界发出求救信号，等待专业救援队伍到来。

海浪与海上风暴是海洋环境中不可忽视的创伤风险因素。通过深入了解其特性、分析创伤风险、制订防护措施和应对策略，我们可以有效地减少海浪和海上风暴相关创伤的发生率和伤害程度。

第七章　海洋战争与海盗活动相关创伤

第一节　海上武器伤害的特点

在探讨海洋创伤学这一复杂而多维的领域时，海上武器伤害作为其核心议题之一，不仅关乎军事医学的深入发展，也深刻影响着海上救援、海难应对等多个方面。本节旨在系统性地阐述海上武器伤害的特点，从伤害机制、损伤类型、伤情评估及救治挑战等维度进行剖析。

一、伤害机制的多样性

海上武器伤害相较于陆地环境，其伤害机制展现出更为复杂和多样的特点。这主要源于海洋环境的特殊性，包括但不限于海浪的波动、海水的压力与阻力、船舶的摇晃与撞击，以及不同种类武器（如炮弹、导弹、鱼雷、水雷、激光武器、电磁脉冲武器等）的独特作用方式。

1. 爆炸性伤害：最常见的海上武器伤害形式，包括直接爆炸性伤害和间接爆炸性伤害（如碎片飞溅、冲击波等所致的伤害）。爆炸瞬间释放的巨大能量可导致周围水域产生剧烈扰动，形成高压气泡和冲击波，对船舶结构造成破坏，同时对人体产生严重的冲击伤、爆震伤和烧伤。

2. 动能伤害：由高速飞行的弹片、导弹碎片等造成，其穿透力极强，能够深入人体内部，造成组织撕裂、血管断裂等严重损伤。

3. 化学与生物伤害：部分武器可能携带化学或生物制剂，一旦释放于海水中，可造成大范围的污染和伤害，患者可能面临中毒、感染等风险。

4. 电磁与激光伤害：随着科技进步，电磁脉冲武器和激光武器在海洋战争中的应用日益广泛。这类武器通过电磁辐射或高能激光束直接作用于目标，可导致电子设备失效、人体组织瞬间升温甚至汽化，造成难以预测的损伤。

二、损伤类型的广泛性

海上武器伤害所致的创伤类型极为广泛，几乎涵盖了所有类型的创伤。

1. 开放性创伤：如枪弹伤、爆炸伤导致的皮肤破裂、组织外露等，常伴有大量出血和感染风险。
2. 闭合性创伤：包括爆震伤、冲击伤等，虽体表无明显伤口，但内部器官和组织可能遭受严重损害，如脑震荡、器官破裂等。
3. 烧伤与化学伤：火焰、高温气体及化学制剂的接触可能会导致皮肤及黏膜的烧伤，严重者可达深度烧伤甚至炭化，同时可能伴有呼吸道、消化道等黏膜的化学性损伤。
4. 复合伤与多发伤：由于海上武器伤害的复杂性和不确定性，患者往往会同时遭受多种类型、多个部位的损伤，救治难度极大。

三、伤情评估的复杂性

海洋环境下，对患者进行及时、准确的伤情评估是实施有效救治的前提。然而，以下因素的存在，使得海上武器伤害的伤情评估变得尤为复杂。

1. 环境限制：海上救援往往会受到风浪、海况、天气等自然条件的限制，救援人员难以迅速接近患者，评估过程可能因此受到干扰。
2. 设备匮乏：与陆地医院相比，海上救援平台上的医疗设备和药品可能相对有限，会限制伤情评估的准确性和深度。
3. 伤情多变：海上武器伤害往往伴有严重的失血、休克、感染等并发症，患者病情可能迅速恶化，会增加评估的难度和不确定性。

四、救治挑战的严峻性

面对海上武器伤害的救治挑战，医疗人员需要克服重重困难，包括但不限于以下方面。

1. 快速转运：在保障安全的前提下，迅速将患者转运至具备救治条件的医疗机构是首要任务。然而，海上转运会受到多种因素制约，如救援舰艇的航速、海况的恶劣程度等。
2. 早期干预：在转运过程中，医疗人员需对患者进行紧急处理，如止血、抗休克、预防感染等，以稳定伤情，为后续治疗赢得时间。
3. 多学科协作：海上武器伤害往往涉及多个器官和系统的损伤，需要外科、骨科、神经外科、烧伤科等多学科专家的共同协作，制订个性化的治疗方案。

4. 心理干预：除了身体上的创伤，患者还可能面临巨大的心理压力和恐惧感。因此，在救治过程中，应重视心理干预和疏导工作，帮助患者重建信心，恢复心理健康。

综上所述，海上武器伤害具有伤害机制多样、损伤类型广泛、伤情评估复杂及救治挑战严峻等特点。针对这些特点，需要建立更加完善的海上医疗救援体系，提高医疗人员的专业技能和应急反应能力，以满足未来可能发生的海洋战争或海盗活动中的海上武器伤害救治需求。

第二节　海洋战争相关创伤

海洋战争相关创伤指在海洋环境下，因战争行为导致的身体或心理创伤。这些创伤可能源自直接的火力打击（如炮击、导弹攻击）、爆炸物伤害（如地雷、水雷）、船舶碰撞或沉没，以及长期海上生活带来的生理与心理压力等。海洋环境的特殊性，如高盐度、高湿度、强紫外线辐射、海浪颠簸等，进一步加剧了海洋战争相关创伤的复杂性和救治难度。

一、身体创伤的特点与救治

1. 爆炸伤与冲击伤：海洋战争中的爆炸伤尤为常见，其特点为伤情重、范围广、救治难度大。爆炸产生的冲击波可直接导致器官损伤、骨折、烧伤及撕裂伤等。救治时需迅速评估伤情，优先处理危及生命的出血、呼吸道梗阻等紧急情况，同时应注重保护重要器官功能，减少并发症的发生。

2. 溺水与潜水伤：海洋战争中，溺水与潜水伤是常见的致死原因。溺水者可能会因窒息导致心肺衰竭，而潜水伤则可能涉及减压病、氮饱和等复杂的病理过程。救治时需迅速恢复患者的呼吸与循环功能，对潜水伤患者还需根据具体情况进行加压或减压治疗。

3. 创伤感染：海洋环境中，高盐度、高湿度及丰富的微生物群落增加了创伤感染的风险。感染不仅会延长伤口愈合时间，还可能引发败血症等严重并发症。因此，在救治过程中需严格遵循无菌操作原则，合理使用抗生素，加强伤口护理，预防感染的发生。

二、心理创伤的识别与干预

海洋战争中的心理创伤同样不容忽视。长期的海上生活、紧张的战斗氛围、生死未卜的处境及失去战友的痛苦等，都可能对相关人员的心理造成严重影响，导致焦虑、抑郁、创伤后应激障碍（Post-Traumatic Stress Disorder, PTSD）等心理问题。

1. 识别心理创伤：医护人员须具备敏锐的观察力和良好的沟通能力，及时发现患者的心理异常表现，如情绪波动大、睡眠障碍、回避行为等；通过心理评估量表等工具，对疑似心理创伤的患者进行系统评估。

2. 心理干预：对于确诊的心理创伤患者，需根据具体情况制订个性化的干预方案，包括心理支持、认知-行为疗法（Cognitive-behavioral Therapy, CBT）、药物治疗等多种手段。同时，应建立完善的心理支持系统，如心理咨询热线、心理干预小组等，为患者提供持续的心理支持。

随着科技的进步和医学研究的深入，海洋战争相关创伤的救治水平将不断提升。例如，远程医疗技术的应用，将使海上患者能够及时获得高水平的医疗救治；人工智能在创伤评估与诊断中的应用，将提高救治效率与准确性；新型防护装备与救治技术的研发，将进一步降低受伤风险与死亡率。

第三节　海盗活动相关创伤

海盗自古以来便以掠夺财物、袭击船舶为生。随着时代的变迁，海盗活动的形式、目的及影响虽有所变化，但其核心特征——暴力与非法性——始终未变。在现代社会，尽管国际法和各国政府加大了对海盗的打击力度，但海盗活动仍在部分海域，特别是经济相对不发达、监管薄弱的地区持续存在，对海上贸易、海上作业人员安全乃至国际安全构成了严重威胁。

一、海盗活动相关创伤的特点

1. 突发性与暴力性：海盗袭击往往突如其来，受害者毫无准备，遭受的创伤多为暴力所致，包括但不限于刀伤、枪伤、钝器伤等，伤势往往较重且复杂。

2. 环境因素影响：海洋环境的特殊性使得海盗活动相关创伤具有独特性。

海水浸泡、盐度腐蚀、温度变化等因素可能会加剧伤口感染、组织坏死等风险，增加治疗难度。

3. 心理创伤严重：除了身体上的伤害，海盗活动还会给受害者带来深刻的心理创伤，如恐惧、焦虑、创伤后应激障碍等，这些心理创伤可能会长期影响受害者的生活质量。

4. 救援难度大：海盗活动多发生在远离陆地的海域，加之海盗可能采取的劫持、破坏通信设备等手段，使得受害者难以及时获得救援，会进一步加剧创伤的严重程度。

二、海盗活动相关创伤的分类与治疗

1. 体表创伤：包括切割伤、刺伤等，需迅速止血、清创、缝合，并注意预防感染。对于海水浸泡的伤口，需特别注意去除盐分、消毒处理。

2. 骨折与关节脱位：海盗袭击中常见的跌倒、撞击等可能导致骨折与关节脱位，需根据伤情进行复位、固定、保守治疗或手术。

3. 器官损伤：如肝脾破裂、胸腔积血等，病情危急，需立即进行手术干预，挽救生命。

4. 心理干预：心理创伤的治疗同样重要，治疗方法包括心理疏导、认知-行为疗法、药物治疗等，以帮助受害者恢复心理健康。

三、预防与应对措施

1. 加强国际合作：海盗活动是全球性问题，需要各国政府、国际组织及航运企业加强合作，共同打击海盗犯罪。

2. 提升船舶安保能力：加强船舶的防御装备，对作业人员开展应对海盗袭击的演练，提高他们的自我保护水平。

3. 完善应急救援体系：建立健全海上应急救援体系，确保在海盗活动发生时能够迅速响应、有效救援。

海盗活动相关创伤作为海洋创伤学的重要组成部分，其研究不仅关乎受害者的生命健康，也反映了人类社会在应对海洋挑战时的智慧与勇气。通过深入研究海盗活动相关创伤的成因、特征及治疗策略，我们可以为构建更加安全、和谐的海洋环境提供有力支持。同时，加强国际合作、提升船舶安保能力、完善应急救援体系及加强法律宣传与教育等措施的实施，遏制海盗活动的发生，降低海洋创伤的发生率，为人类的海洋探索与利用保驾护航。

第四节 特殊伤情的处理与救治

海洋环境下的战斗，往往伴随着爆炸、撞击、溺水、高温灼伤、低温冻伤、化学剂伤害及深海压伤等一系列特殊伤情，这些伤情的处理与救护是海洋创伤学的重要组成部分。

一、爆炸伤与冲击伤

船舶被导弹、鱼雷等武器击中后，往往会引发剧烈的爆炸和冲击波，造成人员爆炸伤和冲击伤。爆炸伤主要表现为爆炸性碎片造成的穿透伤、冲击波导致的器官破裂及烧伤等；冲击伤则是由超压波作用于人体引起的组织损伤，多见于肺部、胃肠道及中枢神经系统。

爆炸伤与冲击伤的处理与救护要点如下。

1. 迅速撤离危险区域：确保患者远离爆炸源，避免二次伤害。
2. 止血与包扎：对于出血伤口，应立即进行压迫止血，并使用无菌敷料包扎。
3. 维持呼吸道通畅：对于意识不清或呼吸困难的患者，应清除口腔分泌物，必要时进行人工呼吸或气管插管。
4. 抗休克治疗：建立静脉通道，快速补液，纠正休克状态。
5. 早期转运：尽快将危重患者转送至具备救治能力的医疗机构进行进一步治疗。

二、溺水与淹溺

海洋战争或海盗活动中，人员落水或船舶沉没导致的溺水与淹溺是常见的伤害类型。溺水可能会导致呼吸道阻塞、心肺功能受损，甚至死亡；淹溺则指人淹没于水或其他液体介质中，由于液体充满呼吸道和肺泡，导致窒息和缺氧。

溺水与淹溺的处理与救护要点如下。

1. 快速救援：利用救生艇、救生筏等装备迅速接近落水人员，实施救援。
2. CPR：对于心搏、呼吸停止的淹溺者，应立即进行 CPR。
3. 保暖与复温：对于低温环境下的溺水者，应注意保暖，避免体温过低导致的并发症。

4. 预防感染：溺水者易并发吸入性肺炎，应尽早使用抗生素预防感染。

三、高温灼伤与火器伤

海洋战争或海盗活动中，船舶甲板、炮位等区域易发生火灾，导致高温灼伤。同时，枪炮等火器也会造成火器伤，表现为弹道伤、爆炸伤等。

高温灼伤与火器伤的处理与救护要点如下。

1. 脱离热源：迅速将患者从火源中救出，脱去燃烧或热湿衣物。
2. 冷却创面：用大量清水冲洗创面，以降低温度、减轻疼痛。
3. 包扎固定：对于较大的创面，应用无菌敷料包扎，并适当固定，防止感染。
4. 补液抗休克：对于烧伤面积较大的患者，应尽早建立静脉通道，补液抗休克。
5. 清创缝合：对于火器伤，应尽早进行清创处理，去除坏死组织，必要时进行缝合。

四、深海压伤与减压病

潜艇部队在执行任务时，可能面临深海压伤与减压病的威胁。深海压伤是由于人体在短时间内暴露于高压环境中，导致组织液体渗出、细胞肿胀等病理变化；减压病则是在快速上浮过程中，体内溶解的气体（如氮气）因压力降低而迅速释放，形成气泡堵塞血管，引起组织损伤。

深海压伤与减压病的处理与救护要点如下。

1. 严格遵守潜水规则：潜艇官兵应严格遵守潜水规则，控制下潜和上浮速度，避免发生深海压伤和减压病。
2. 加压治疗：对于深海压伤患者，应迅速将其转移至加压舱内，进行加压治疗。
3. 氧疗与药物治疗：减压病患者应给予高浓度氧气吸入，以加速体内溶解气体的排出。同时，应使用相关药物减轻症状，促进康复。
4. 康复治疗：对于病情较重的患者，应制订个性化的康复治疗方案，包括物理治疗、心理干预等，以恢复患者的生活和工作能力。

综上所述，海洋战争与海盗活动中特殊伤情的处理与救护是一项复杂而艰巨的任务，需要创伤救护人员具备扎实的专业知识、丰富的临床经验及良好的心理素质；通过不断学习和实践，提高伤情的救治水平，为保障官兵的生命安全提供有力支撑。

第八章 海洋生物蜇刺伤与咬伤

第一节 海洋生物概述

在广袤的蓝色海域中，海洋生物以其独特的生存策略、复杂的生态关系以及惊人的生物多样性，构成了地球上最为神秘而壮丽的生命画卷。海洋创伤救治的基础之一便是对海洋生物的全面而深入的了解，以期了解其对人体的作用机制，减少创伤的危害。

一、海洋生物的分类

海洋生物种类繁多，可大致分为以下几大类。

1. 无脊椎动物：占据了海洋生物多样性的绝大部分，包括海绵动物、刺胞动物（如水母、珊瑚）、扁形动物、线形动物、环节动物（如沙蚕、多毛类）、软体动物（如贝类、乌贼）、节肢动物（如虾、蟹、海蜘蛛）及棘皮动物（如海星、海参、海胆）等。这些生物形态各异、生活习性多样，是海洋生态系统的重要组成部分。

2. 鱼类：作为脊椎动物中的一大类，鱼类是海洋中极具代表性的生物群体。它们不仅数量庞大、种类繁多，而且分布广泛，从浅海到深海，从热带到极地，几乎无处不在。鱼类的适应性极强，从滤食性的浮游生物到凶猛的捕食者，从色彩斑斓的珊瑚礁鱼到深海的"幽灵"生物，展现了极高的生态位多样性。

3. 海洋哺乳动物：包括鲸类、海豚、海狮、海豹及儒艮等。这些生物不仅体型庞大，而且具有高度的智能和社会性。它们依赖海洋环境生存，通过独特的生理结构和行为模式适应水下生活，是海洋生态系统中的顶级捕食者或关键物种。

4. 海洋爬行动物：如海龟、海蛇等，它们虽然能在海洋中自由游弋，但仍需上岸产卵或进行其他生命活动，体现了海洋生物与陆地环境的紧密联系。

5. 海洋植物：主要包括藻类，如绿藻、红藻、褐藻等。这些植物不仅为海洋生态系统提供了初级生产力，还是许多海洋生物的食物来源和栖息地。

6. 海洋微生物：主要包括真核微生物（真菌、藻类和原虫）、原核微生物（海洋细菌、海洋放线菌和海洋蓝细菌等）和无细胞生物（病毒）。

二、海洋生物的分布

海洋生物的分布受到多种因素的影响，包括水温、盐度、光照、食物供应、底质类型及洋流等。这些因素共同塑造了海洋生物的地理分布格局。例如，热带海域因水温高、光照强，往往拥有丰富的珊瑚礁生态系统，吸引了大量热带鱼类和其他生物定居；而深海区域则因光线不足、压力巨大、食物稀缺，形成了独特的生物群落，如深海热液喷口周围的生物群落。

三、海洋生物的适应性特征

海洋生物在长期的进化过程中，发展出了一系列独特的适应性特征，以应对海洋环境的挑战。例如，许多鱼类具有流线型的身体和鳍，以提高游泳效率；一些深海生物则发展出了发光器官，用于照明、求偶或伪装；而珊瑚虫等生物则通过共生关系与藻类合作，获取能量和营养。此外，海洋生物还能通过体温调节、呼吸、繁殖策略等方面的适应性变化，适应不同的海洋环境。

四、海洋生物与人类的关系

海洋生物与人类之间存在着复杂而密切的关系。一方面，海洋生物为人类提供了丰富的食物、药物和旅游资源，对人类的生存和发展具有重要意义；另一方面，部分海洋生物如海洋创伤弧菌等会对人体造成伤害。所以，海洋生物作为地球生命体系中的重要组成部分，其多样性、分布、适应性特征及与人类的关系均值得我们深入研究和探讨。

第二节　常见水母蜇伤

一、常见的水母种类及其毒性

水母作为海洋中常见的生物之一，其触须所携带的刺细胞能够释放强烈的毒素，给人类带来严重的创伤甚至致命威胁。因此，了解常见水母种类及其毒性特征，对于保护人类生命安全具有重要意义。

（一）澳大利亚箱形水母

澳大利亚箱形水母（*Chironex Fleckeri*）被誉为水母界的"毒王"，是世界上最危险的水母之一。它们主要分布于澳大利亚、巴布亚新几内亚、越南和菲律宾等国家或地区周边的海域。澳大利亚箱形水母的触须在正常情况下可收缩至约15cm，但在捕猎时可伸长至3m。其触须上布满了具有神经毒素的刺细胞，一旦人类皮肤接触到这些触须，刺细胞会立即释放神经毒素，导致剧烈疼痛和蜇痕。若神经毒素注入量过大，将迅速损害患者的心脏和神经组织，导致心搏骤停、呼吸困难甚至死亡。据统计，澳大利亚箱形水母的致死率极高，患者若未得到及时救治，可能在几分钟内丧生。

（二）狮鬃水母

狮鬃水母（*Cyanea Capillata*）以其庞大的体型和密集的触须而闻名于世，是目前已知体型最大的水母之一。其头部直径可达2m，伞冠分为8个瓣，每个瓣上分布着70~150条触须，总数可达1200条之多。这些触须长度可超过50m，布满了有毒的刺细胞。狮鬃水母主要分布在北太平洋、北大西洋及北极等较冰冷的海域。虽然它们较少在人类活动频繁的海域出现，但其毒性同样不容忽视。一旦被其触须缠绕并注入毒素，患者可能出现皮疹、红肿、刺痛等症状，严重时可能出现呼吸困难、休克乃至死亡。

（三）僧帽水母

僧帽水母（*Physalia Physalis*）也被称为"葡萄牙战舰"，因其漂浮在水面上的部分形似战舰或僧帽而得名。僧帽水母实际上是由三种水母体和四种水螅体构成的复杂集合体，每个部分各司其职，共同维持其生存与繁衍。僧帽水母的触须同样布满了有毒的刺细胞，能够迅速麻痹并杀死猎物。每年夏天，在澳大利亚等国家或地区周边的海域，僧帽水母都会造成大量的人类蜇伤事件。患者会感到剧烈的疼痛，并出现红色蜇痕。严重时，毒素可能渗入淋巴结和神经系统，导致发热、头晕、呼吸困难，甚至休克和死亡。

（四）伊鲁康吉水母

伊鲁康吉水母（Irukandji Jellyfish）是世界上体型最小的剧毒水母之一，整个身体仅约1cm³大小。然而，其毒性却极为强烈。伊鲁康吉水母主要分布于澳大利亚周边海域，因其身形娇小且几乎透明，在海水中极难被发现。伊鲁康吉水母触须上的刺细胞内含有剧毒物质，即使少量毒液也能引起人体严重的反应，如头痛、恶心、肌肉痉挛和血压升高等。这些症状被称为"伊鲁康吉综合征"，只能通过抗组胺和抗高血压等药物进行控制。

二、水母毒素的组成与分类

水母毒素是一类复杂的生物活性物质，主要包括类蛋白毒素、多肽、酶类、四氨铬物、强麻醉剂、组织胺、5-羟色胺等多种成分。这些毒素在水母触须的刺丝囊中储存，一旦遇到外界刺激，如与人体接触，便会迅速释放，对人体造成损害。

（一）局部毒性作用

当人体皮肤接触到水母毒素时，水母毒素中的激肽样成分可迅速作用于局部小静脉和毛细血管，导致血管扩张、通透性增加。这一过程使得局部皮肤出现充血、水肿、痛痒、水疱、糜烂甚至出血、坏死等症状。此外，水母毒素中的强麻醉剂成分还会引起局部神经末梢的麻痹，进一步加剧疼痛感和不适感。

（二）全身毒性作用

若大量水母毒素进入人体血液循环系统，将引发更为严重的全身反应。水母毒素中的激肽和5-羟色胺等成分可作用于全身血管平滑肌，导致血管平滑肌松弛，而其他平滑肌则可能出现收缩痉挛，引起剧烈疼痛。同时，水母毒素还会引起血中儿茶酚胺、肾上腺素、去甲肾上腺素等激素水平的急剧升高，导致全身及肺血管收缩，引起肺血流动力学改变，外周血管总阻力增加，进而造成左心负荷增加、心排血量下降、左心房扩大，最终可能导致肺水肿等严重并发症。

（三）心肌毒性作用

水母毒素中的类蛋白毒素、弹性蛋白酶、羧肽酶等成分可直接作用于心肌细胞，引发一系列毒性反应。这些成分可使心肌细胞去极化，导致局部 Na^+ 流入增加、膜电压降低；同时使 Ca^{2+} 通道开放，Ca^{2+} 流入过多，引起冠状动脉痉挛、心肌收缩无力、心律失常等症状。此外，水母毒素还可直接抑制心肌细胞的功能，减少冠状动脉血流量，导致心肌细胞溶解，进而引发严重心肌损伤、传导功能障碍、心动过缓、心室纤颤甚至心搏骤停等严重后果。

（四）其他毒性作用

除了上述毒性作用，水母毒素还具有溶血、神经毒性、肌肉毒性、肝毒性、肾毒性等多种毒性作用。这些毒性作用共同作用于人体，导致患者出现复杂的临床症状。例如，溶血作用可导致红细胞破裂，释放大量血红蛋白进入血液，引起溶血性贫血；神经毒性则可能引发神经传导障碍、肌肉麻痹等症状；而肝毒性和肾毒性则可能导致肝衰竭、肾衰竭等严重后果。

三、水母毒素的作用机制

水母毒素的作用机制呈现高度的复杂性和多样性。不同种类的水母所含毒素成分及其毒性作用可能存在显著差异，即使同一种水母的不同部位或不同生长阶段，其毒素成分和毒性作用也可能有所不同。此外，人体对水母毒素的反应也受多种因素的影响，如个体差异、免疫状态、接触部位及程度等。因此，在研究和治疗水母蜇伤时，必须充分考虑这些因素。

四、水母蜇伤的临床表现

一般而言，水母蜇伤可分为轻度、中度和重度三种类型，轻度蜇伤主要表现为局部疼痛、红肿、瘙痒等症状；中度蜇伤可能伴有皮肤破损、水疱形成及全身症状，如头痛、恶心等；重度蜇伤则可能引发过敏性休克、呼吸困难甚至死亡等严重后果。

五、水母蜇伤后的紧急处理

水母蜇伤作为一种常见的海洋创伤类型，其紧急处理对于减轻患者痛苦、预防并发症乃至挽救生命具有重要意义。

1. 迅速脱离接触：一旦发现被水母蜇伤，应立即远离水母及其触须，避免进一步接触和加重伤害。

2. 初步评估：首先观察患者的意识状态、呼吸、脉搏等生命体征，初步评估蜇伤程度和潜在风险。

3. 去除触须：使用海水或醋（非淡水）轻轻冲洗伤口周围，以去除附着在皮肤上的触须碎片。注意避免用手直接触碰触须，动作要轻柔且迅速，避免加重刺激。

4. 中和毒素：对于某些特定种类的水母蜇伤（如澳大利亚箱形水母蜇伤），可使用特定的抗毒血清进行局部处理，以中和毒素并减轻症状。然而，由于抗毒血清种类有限且使用条件苛刻，普通情况下难以获得，因此这一步骤更多依赖于专业医疗机构。

5. 局部处理：对于轻度蜇伤，可局部涂抹抗过敏药物或消炎药膏以缓解症状；对于中度及以上蜇伤，则需根据具体情况进行相应处理。如条件允许，可使用冰袋冷敷以减轻疼痛和肿胀。需注意避免使用热水或热敷，以免加速毒素扩散。

6. 预防感染：保持伤口清洁干燥，避免沾水或污物污染。必要时可口服抗生素以预防感染。

7. 心理支持：水母蜇伤往往伴随着剧烈的疼痛和恐惧心理，因此在进行紧急处理的同时还需给予患者适当的心理支持。

8. 密切观察与及时就医：无论蜇伤程度如何，均应密切观察患者的症状变化。如出现全身症状或症状加重趋势，应立即就医接受专业治疗。

9. 转运就医：对于症状严重或持续加重的患者，应及时转运至附近医院接受进一步治疗。在转运过程中需密切监测患者的生命体征变化并准备好必要的急救设备和药品。

第三节　海洋鱼类咬伤

海洋鱼类是海洋系统的重要组成部分，但部分海洋鱼类，或出于自卫，或为了捕食，会给人类带来严重的伤害，甚至危及生命。因此，对海洋常见攻击性鱼类进行了解与研究十分重要。

第八章　海洋生物蜇刺伤与咬伤

一、海洋常见攻击性鱼类

海洋中的攻击性鱼类种类繁多，主要包括以下几类。

（一）鲨鱼

鲨鱼是海洋中最具代表性的攻击性鱼类之一，其种类繁多，包括大白鲨、虎鲨、公牛鲨等。鲨鱼拥有锋利的牙齿和强大的咬合力，能够迅速撕裂猎物。它们通常对血液、鱼腥味等敏感，有时会将人类误认为是猎物而进行攻击。此外，鲨鱼攻击往往伴随着剧烈的挣扎和拖拽，可能导致严重的撕裂伤和骨折。

（二）魟鱼

魟鱼以其背部尖锐的毒刺而闻名。这些毒刺含有强效的神经毒素，一旦刺入人体，可引起剧烈疼痛、红肿、麻痹甚至死亡。魟鱼攻击人类多发生在潜水、游泳或冲浪等活动中，当人类不小心踩到它们时，其防御机制可被触发。

（三）石鱼

石鱼又称玫瑰毒鲉，是"伪装大师"，它们能够将自己隐藏在珊瑚礁或海底沙石中，等待猎物靠近。石鱼的背鳍上布满了毒腺，一旦受到威胁便会释放毒液。这种毒液同样具有强烈的神经毒性，可导致剧烈疼痛和组织坏死。

（四）海鳗

海鳗以其长而灵活的身体和锋利的牙齿著称，是海洋中的顶级捕食者之一。某些种类的海鳗，如巨鳗，能够长到惊人的长度，并具有强大的攻击性。它们常在夜间或光线昏暗时活动，利用敏锐的感官捕捉猎物。海鳗的咬合力强大，能够轻易穿透厚重的潜水服或渔网，给人类造成严重的咬伤。

二、海洋鱼类攻击行为的原因与触发因素

海洋鱼类的攻击行为并非无的放矢，而是受到多种因素的影响。首先，领地争夺和食物竞争是引发攻击的主要原因之一。鱼类感到自己的领地受到侵犯或食物资源受到威胁时，会采取攻击行为来捍卫自己的权益。其次，误认也是导致攻击行为发生的重要因素。由于人类与某些鱼类在体型、颜色或行为上存在相似之处，某些鱼类可能会将人类误认为是猎物或竞争对手而进行攻击。最后，环境因素如水温、水质变化及人类活动（如游泳、潜水、海钓等）也可能

刺激海洋鱼类产生攻击行为。

三、海洋鱼类咬伤的特点

1. 伤口形态复杂：海洋鱼类咬伤的伤口形态复杂多样，取决于鱼类的种类、大小、牙齿形态及咬伤力度等因素。小型鱼类咬伤通常为浅表性伤口；一些鱼类如鲨鱼，其锋利的牙齿可造成撕裂伤，伤口边缘不规则，出血量大且易感染；而某些具有毒刺的鱼类，其咬伤则可能伴随毒液注入，导致局部红肿、疼痛、麻木等中毒症状。

2. 并发症风险高：海洋鱼类咬伤后，患者面临较高的并发症风险。一方面，由于海洋环境复杂，伤口易受细菌、病毒等微生物污染，导致感染；另一方面，部分鱼类咬伤可能引发过敏反应、破伤风、败血症等严重并发症，甚至危及生命。

四、并发症

（一）感染

海洋鱼类咬伤后，伤口易受海水中的细菌、病毒等微生物污染，导致感染。感染症状包括伤口红肿、疼痛加剧、渗出物增多等。严重感染者可出现高热、寒战、败血症等全身性症状，甚至导致死亡。因此，及时彻底的清创处理和抗感染治疗至关重要。

创伤弧菌是一种广泛存在于海水中的致病菌，可通过伤口接触感染人体。海洋鱼类咬伤后，若伤口暴露于海水中，易发生创伤弧菌感染。感染后可引发伤口感染、原发性败血症等严重并发症，病情进展迅速，死亡率高。因此，对于海洋鱼类咬伤患者，应高度警惕创伤弧菌感染的可能性，及时采取有效治疗措施以控制病情发展。

（二）过敏反应

部分人群对海洋鱼类毒素或蛋白质成分敏感，被咬伤后可引发过敏反应。轻者表现为皮肤瘙痒、红肿、荨麻疹等，严重者可出现呼吸困难、喉头水肿、休克等严重过敏反应，需立即进行抗过敏治疗。

（三）破伤风

海洋鱼类咬伤尤其是深而窄的伤口，易形成厌氧环境，有利于破伤风梭菌的生长繁殖。破伤风梭菌产生的毒素可侵犯神经系统，导致肌肉痉挛、牙关紧闭等症状，严重者可因呼吸衰竭而死亡。因此，对于海洋鱼类咬伤患者，应常规接种破伤风疫苗或注射破伤风抗毒素以预防破伤风的发生。

（四）败血症

海洋鱼类咬伤后，若伤口处理不当或感染严重，细菌可侵入血液循环并在体内大量繁殖，引发败血症。患者常表现为高热、寒战、皮肤瘀斑等症状，严重者可出现多器官衰竭而死亡。因此，对于海洋鱼类咬伤患者，应密切观察病情变化，及时采取有效治疗措施以控制感染扩散。

五、预防措施

面对海洋中的攻击性鱼类，采取有效的预防措施至关重要。以下是一些建议。

1. 了解风险区域：在前往海洋区域之前，了解当地的海洋生态和潜在风险是至关重要的。避免在已知的高风险区域游泳或潜水。

2. 保持警惕：在海洋环境中保持高度警惕，注意观察周围的水域情况。避免与不明生物近距离接触，特别是当它们有攻击行为的迹象时。

3. 穿着防护装备：在游泳或潜水时穿着合适的防护装备，如潜水服、潜水靴和手套等。这些装备可以在一定程度上减少鱼类攻击造成的伤害。

4. 避免刺激行为：不要试图触摸或挑衅海洋中的任何生物，避免在水中突然做动作或发出较大的声响，以免激怒鱼类。

5. 学习急救知识：了解基本的急救知识和技能，以便在发生海洋鱼类咬伤时能够及时采取应急措施。

6. 寻求专业指导：对于没有经验或不熟悉海洋环境的人来说，最好在专业人士的指导下进行游泳或潜水活动。他们可以提供有关当地海洋生态和鱼类行为的宝贵信息，并帮助降低风险。

六、伤口处理

由于海洋鱼类的多样性和其可能携带的毒素、细菌等危险因素，咬伤后的伤口处理显得尤为重要。

（一）伤口评估

海洋鱼类咬伤后的首要步骤是对伤口进行全面评估，评估内容包括但不限于以下几个方面。

1. 伤口位置：确定伤口位于身体的哪个部位，有助于判断可能的并发症和预后。

2. 伤口深度：了解伤口的深浅程度，有助于判断是否涉及重要的血管、神经或组织。

3. 伤口污染情况：评估伤口是否被海水、泥沙或其他污染物污染，这将影响后续的处理措施。

4. 鱼刺残留情况：检查伤口内是否有鱼刺残留，这可能导致持续的疼痛和感染。

5. 局部症状：观察伤口周围的皮肤颜色、温度、肿胀、疼痛等症状，以判断是否存在感染或中毒迹象。

（二）伤口处理步骤

1. 立即止血：对于出血较多的伤口，应立即进行止血处理。可采用压迫止血或止血带等方法进行止血。

2. 清除异物：使用镊子、手术刀等器械小心地将伤口内的鱼刺、泥沙等异物清除干净。注意避免过度用力或损伤正常组织。

3. 冲洗伤口：用大量生理盐水或清洁水冲洗伤口，以去除残留的污染物和细菌。对于污染严重的伤口，可使用过氧化氢溶液或高锰酸钾溶液进行冲洗。

4. 消毒处理：使用碘伏等消毒剂对伤口进行消毒处理。消毒时应彻底覆盖伤口及其周围皮肤，并注意避免消毒剂进入眼睛或口腔等敏感部位。

5. 包扎伤口：根据伤口的大小和深度选择合适的敷料进行包扎。包扎时应保持伤口的清洁和干燥，避免再次污染。

6. 观察病情：对于中毒症状明显或伤口较深的患者，应密切观察其病情变化，包括意识状态、生命体征、局部症状等，以便及时发现并处理可能的并发症。

7. 后续治疗：根据患者的具体情况制订后续治疗方案，如给予抗生素预防感染、给予抗毒血清中和毒素、给予镇痛治疗缓解疼痛等。同时，还应加强对患者的营养支持和心理疏导，以促进其早日康复。

第四节 海蛇咬伤

一、海蛇的分类与分布

海蛇作为蛇亚目中的一个独特类群，广泛分布于全球各大洋的热带和亚热带海域。它们大多属于眼镜蛇科和海蛇科，拥有适应水生生活的特殊生理结构和行为习性。根据现有的分类学研究，海蛇种类繁多，包括青环海蛇（*Hydrophis Cyanocinctus*）、贝尔彻海蛇（*Hydrophis Belcheri*）、钩鼻海蛇（*Enhydrina schistosa*）、橄榄海蛇（*Hydrophis Olivaceus*）等数十种。这些海蛇分布范围广泛，从红海、印度洋北部到西太平洋、澳大利亚北部，以及我国的沿海地区，都能见到它们的踪迹。

二、海蛇的毒性特征

海蛇的毒性是其最为显著的特征之一，其毒液成分复杂，主要包括神经毒素、肌肉毒素等多种生物活性物质。这些毒素能够迅速作用于患者的神经系统和肌肉组织，导致严重的生理功能紊乱和死亡。

（一）贝尔彻海蛇

贝尔彻海蛇一度被认为是世界上毒性最强的海蛇，其单位容量毒液的毒性甚至能达到眼镜王蛇的 200 倍。贝尔彻海蛇性情温和，喜欢在浅水中栖息，但其毒液中的神经毒素具有极强的破坏力，能够在短时间内导致猎物或人类死亡。尽管贝尔彻海蛇的毒牙功效不大，且分泌的毒液量不多，但其极高的毒性仍然使其成为海洋中最危险的生物之一。

（二）青环海蛇

青环海蛇也是一种具有极高毒性的海蛇，其毒液中含有神经毒素和肌肉毒素。青环海蛇生活在海洋中，善于游泳并捕食鱼类。青环海蛇的毒性极强，致死量极低，能够在咬中的瞬间杀死猎物。因此，在处理这种海蛇时必须格外小心。

（三）钩鼻海蛇

钩鼻海蛇因其独特的钩鼻形态而得名，又称裂颏海蛇，是海蛇中发生伤人事件较多的种类之一。钩鼻海蛇毒素的主要毒性作用是神经毒性，也有肌肉毒性。由于其毒素强烈且伤人事件频发，钩鼻海蛇无疑是海洋中最危险的生物之一。渔民在捕鱼收网时尤其需要注意防范其攻击。

三、海蛇毒素的基本特性及对人体的作用机制

海蛇毒素是一类复杂的生物活性物质，主要由蛋白质和多肽组成，其毒性成分与陆地毒蛇的毒素有所不同。海蛇毒素的毒性稳定，即使在高温（如100℃）和酸碱环境下也能保持其毒性。其主要成分包括神经毒素、磷脂酶A等，这些成分在人体内的作用机制复杂且多样。

海蛇毒素中的神经毒素主要作用于突触后的α神经毒素受体，这些受体主要位于骨骼肌运动终板。当神经毒素与这些受体结合后，会阻断骨骼肌的神经-肌肉接头传递，导致肌肉麻痹。这种麻痹作用在呼吸肌中尤为显著，因此中毒者常因呼吸肌麻痹而窒息死亡。值得注意的是，海蛇毒素的神经毒性并不直接作用于神经系统本身，而是通过影响神经与肌肉之间的信号传递来实现其毒性作用。

除了神经毒素，海蛇毒素中的磷脂酶A也是引起肌肉损伤的重要成分。磷脂酶A能够分解细胞膜上的磷脂，导致细胞膜的破坏和细胞内容物的泄漏。在横纹肌细胞中，这种破坏作用尤为显著，会导致大量肌红蛋白和钾离子释放入血。横纹肌损伤释放的肌红蛋白和钾离子对心脏造成负担，可能会引发心律失常和心力衰竭。此外，肾作为排泄器官，在处理大量肌红蛋白和钾离子时也可能受到损伤，导致急性肾功能不全。

四、海蛇咬伤后的急救措施

1. 迅速识别与脱离危险环境：一旦发现被海蛇咬伤，首要任务是立即确认咬伤源，同时迅速将患者带离可能继续遭遇海蛇的环境，确保安全。

2. 保持冷静，减少活动：被咬伤后，患者应尽量保持冷静，减少不必要的活动，以免加速毒素在体内的扩散。同时，应避免使用止血带或勒紧伤口，以免加重组织损伤。

3. 清洗伤口：使用大量海水或清水（如条件允许）轻轻冲洗伤口，以去除表面附着的毒液和污染物；但需注意，不可用力挤压伤口，以免毒液深入

组织。

4. 局部冷敷：在伤口周围放置冷敷物，如冰块或冷湿毛巾，有助于减缓毒素吸收速度，减轻局部肿胀和疼痛。

5. 保持呼吸道通畅：密切观察患者的呼吸情况，确保呼吸道畅通。对于出现呼吸困难或意识障碍的患者，应立即进行人工呼吸或 CPR 等急救措施。

6. 迅速转运就医：在完成初步急救后，应尽快将患者转运至具备救治条件的医疗机构进行进一步治疗。转运过程中，应保持患者平卧，避免剧烈颠簸。

五、抗蛇毒治疗策略

（一）血清治疗

抗蛇毒血清是治疗海蛇咬伤的有效手段之一。根据咬伤海蛇的种类和毒素类型，选择合适的抗蛇毒血清进行注射。血清治疗应尽早进行，以中和体内毒素，减轻症状，降低并发症发生率。

（二）支持性治疗

在血清治疗的同时，还需对患者进行全面的支持性治疗，包括维持水电解质平衡、纠正酸碱失衡、控制感染、保护重要器官功能等。对于出现呼吸困难、循环衰竭等严重并发症的患者，还需进行相应的呼吸支持和循环支持治疗。

（三）疼痛管理

海蛇咬伤往往伴随着剧烈的疼痛。因此，在治疗过程中，应给予患者适当的镇痛药物以缓解疼痛。同时，还需关注患者的心理状态，提供必要的心理支持和安慰。

（四）并发症防治

海蛇咬伤后可能出现的并发症包括肾衰竭、呼吸衰竭、凝血功能障碍等。因此，在治疗过程中应密切监测患者的生命体征和病情变化，及时发现并处理潜在的并发症。

海蛇咬伤是一种严重的海洋创伤类型，其急救与抗蛇毒治疗具有高度的专业性和紧迫性。迅速识别与脱离危险环境、保持冷静减少活动、清洗伤口、局部冷敷、保持呼吸道通畅及迅速转运就医等急救措施的实施，可以为后续的抗蛇毒治疗赢得宝贵的时间。同时，根据咬伤海蛇的种类和毒素类型选择合适的抗蛇毒血清进行注射，并结合全面的支持性治疗和并发症防治策略的实施，可以最大限度地降低海蛇咬伤对患者造成的伤害和并发症发生率。

第五节　有毒珊瑚划伤

珊瑚礁以其绚烂多彩、生态丰富的特性，被誉为"海底雨林"。然而，这片看似美丽的世界却隐藏着不为人知的危险，其中最为显著且令人畏惧的便是那些能够释放毒素的有毒珊瑚。

一、有毒珊瑚的种类与分布

有毒珊瑚广泛分布于全球各大洋的热带及亚热带海域，其种类繁多、毒性各异。根据形态学特征、毒素类型及毒性强度，有毒珊瑚大致可分为以下几类。

1. 硬珊瑚类：包括石珊瑚目中的多种珊瑚，如某些脑珊瑚（*Trachyphyllia Geofroyi*）、指形珊瑚（*Sinularia Asterolobata*）等。这些珊瑚通常具有坚硬的外骨骼，其触须内含有刺细胞，能够释放含有神经毒素或细胞毒素的刺丝囊。

2. 软珊瑚类：虽然大多数软珊瑚（如八放珊瑚亚纲中的成员）并不直接释放毒素，但部分种类如某些柳珊瑚（*Gorgoniidae*）的触须亦含有刺细胞，具有潜在的毒性。

3. 水螅珊瑚类：这类珊瑚形态多变，包括海葵等，其触须同样富含刺细胞，能够向接触者释放毒素。

二、有毒珊瑚的毒性机制

有毒珊瑚的毒性主要源于其触须内的刺细胞。当珊瑚感受到威胁时，刺细胞会迅速弹出，将含有毒素的刺丝囊注入受害者体内。这些毒素多为神经毒素或细胞毒素，能够干扰神经传导、破坏细胞结构或引发免疫反应，从而导致一系列临床症状。

三、有毒珊瑚划伤的发生机制

珊瑚形态多样，从坚硬的石灰质骨骼到柔软的触须，均可能对接触者造成伤害。有毒珊瑚划伤的发生，多因潜水作业人员、游泳者等在不慎触碰或误触有毒珊瑚时，其尖锐的骨骼边缘或触须中的刺细胞释放毒素所致。刺细胞含有神经毒素、细胞毒素和消化酶，一旦被激活，可迅速刺入皮肤并释放毒素，引起疼痛、红肿、瘙痒等即时反应，并可能引发后续的感染。

四、临床表现

1. 即时症状：有毒珊瑚划伤后，患者常会立即感受到剧烈的疼痛，伴随皮肤红肿、瘙痒，有时可见到明显的划痕或刺伤点。若被刺细胞毒素影响，还可能出现局部麻木、水疱、荨麻疹等过敏反应。

2. 感染迹象：若伤口处理不当或未及时清洁，有毒珊瑚划伤易继发细菌感染。感染初期，伤口周围红肿加剧，温度升高，伴有渗出液或脓液排出。随着感染的加深，可能引发全身症状，如发热、寒战、乏力、食欲减退等。严重者，细菌可侵入血液，导致败血症等危及生命的并发症。

五、诊断方法

1. 病史询问：详细了解患者接触珊瑚的经过、时间、地点及受伤后的处理情况。

2. 体格检查：重点检查伤口部位，观察红肿、渗出液、脓液等感染征象，并评估全身状况。

3. 实验室检查：采集伤口分泌物或血液进行细菌培养及药敏试验，以确定病原菌种类及敏感抗生素。同时，可检测血常规、C 反应蛋白等炎症指标，评估感染程度。

4. 影像学检查：对于疑似深部组织损伤或并发症的患者，可进行 X 线、CT 或 MRI 等影像学检查，以明确损伤范围及并发症情况。

六、治疗策略

1. 急救处理：立即用清水冲洗伤口，去除残留的珊瑚碎片及毒素。对于刺细胞毒素引起的疼痛，可使用醋酸（如食醋）或热水浸泡受伤部位，以中和毒素并缓解疼痛。但需注意，此方法不适用于所有类型的有毒珊瑚划伤，应谨慎使用。

2. 伤口清洁与消毒：彻底清洁伤口，去除坏死组织及异物。使用碘伏、过氧化氢溶液等消毒剂对伤口进行消毒处理，以减少感染风险。

3. 抗感染治疗：根据细菌培养及药敏试验结果，选用敏感抗生素进行抗感染治疗。对于未明确病原菌的患者，可采用广谱抗生素进行经验性治疗。同时，注意监测感染指标变化，及时调整治疗方案。

4. 对症治疗：针对疼痛、发热等症状进行对症治疗，如使用非甾体抗炎药缓解疼痛、使用退热药控制体温等。

5. 预防并发症：密切观察患者的病情变化，预防败血症、脓毒症等严重并发症的发生。对于出现全身症状的患者，应及时给予支持治疗，如补液、纠正水电解质失衡等。

6. 康复护理：保持伤口干燥清洁，定期更换敷料。鼓励患者适当活动，促进血液循环和伤口愈合。同时，加强患者教育，提高自我保护意识，避免再次受伤。

第六节　海胆刺伤

海胆是棘皮动物门的一类生物，广泛分布于世界各大洋的浅海至深海区域。它们体型多样，从几厘米到几十厘米不等，体表覆盖着坚硬且多刺的壳，这些刺不仅用于保护自身，也是其捕食和防御的重要工具。海胆的刺上常附有微小的倒钩或毒液腺，当人体不慎接触或触碰时，极易造成刺伤甚至中毒。

一、海胆刺伤的发生机制

海胆刺伤通常是由人体与海胆的直接接触造成，尤其是在未穿戴适当防护装备的情况下。海胆的刺会穿透皮肤，留下微小的伤口。海胆刺虽小，但可能因刺上的倒钩而难以完全拔出，导致刺伤部位持续疼痛、红肿及感染风险增加。更为严重的是，部分海胆刺上携带的毒液腺在刺入人体后可释放毒素，引发中毒反应。

二、中毒表现

海胆中毒的临床表现多样，轻者可能仅表现为局部症状，如伤口周围的红肿、疼痛、瘙痒及过敏反应；严重者则可能出现全身性中毒症状，包括但不限于恶心、呕吐、腹泻、腹痛、头痛、发热、肌肉疼痛、呼吸困难、心率加快、血压下降甚至休克等。此外，部分海胆毒素还可能对神经系统造成损害，引发意识障碍、抽搐、瘫痪等严重并发症。

三、诊断方法

海胆刺伤与中毒的诊断主要依据患者的病史、临床表现及实验室检查结果。病史询问应重点关注患者与海洋生物的接触史及刺伤发生的具体情况。临床表现方面，应全面评估患者的局部及全身症状。实验室检查则可通过血液、尿液等样本检测毒素水平，以及评估肝功能、肾功能、电解质水平等生理指标的变化。对于难以确定病因的病例，必要时可进行影像学检查以排除其他潜在疾病。

四、治疗策略

1. 局部处理：立即移除可见的刺，避免使用手指直接拔除，以免加重损伤或导致刺折断，留在体内。可使用镊子或钳子等工具轻轻拔出刺，并用大量清水或生理盐水冲洗伤口，以减少毒素残留。对于难以拔除的刺或深入组织的刺，应及时就医，由专业人员进行处理。

2. 抗毒药物治疗：根据中毒程度及毒素类型，选择合适的抗毒药物进行治疗，但目前针对海胆中毒的特异性抗毒药物尚不普及。对于严重中毒的病例，可考虑使用免疫球蛋白或血浆置换等疗法。

3. 对症治疗：针对患者的具体症状进行相应治疗。如使用镇痛药缓解疼痛、使用抗过敏药物减轻过敏反应、使用抗生素预防感染等。对于出现呼吸困难、休克等严重并发症的患者，应迅速采取抢救措施，确保患者的生命安全。

4. 主动防范：虽然目前尚无针对海胆中毒的特异性疫苗，但提高公众对海洋创伤的认识和防范意识至关重要。通过加强宣传教育、推广安全游泳和潜水技能、佩戴适当的防护装备等措施，可以有效降低海胆刺伤与中毒的发生率。

第九章　海水溺水与潜水损伤

潜水自古以来便是人类探索未知、挑战极限的重要手段。从最初简单的憋气潜水，到现代高科技水肺潜水装备的应用，人类潜水技术经历了漫长而曲折的发展历程。在这一过程中，潜水不仅成为人类探索海洋、获取资源的重要方式，更深刻地影响了人类对海洋的认知和态度。

在潜水技术不断发展的过程中，人类也面临着诸多挑战和创伤。海洋环境的复杂性和不可预测性使得潜水成为一项高风险的活动。潜水作业人员在探索海洋的过程中，不仅要面对强大的水压、寒冷的水温、有限的能见度等自然条件的挑战，还要应对各种突发状况和意外事件。这些挑战和创伤不仅体现在潜水作业人员的身体上（如潜水病、减压病等），更深刻地影响着他们的心理状态。

第一节　海水溺水

海水溺水是一种严重的海上意外伤害，其高发生率和高致死率一直是海洋安全领域关注的焦点。溺水事件不仅威胁着个体的生命安全，也对救援体系提出了严峻的挑战。

一、溺水的定义与分类

溺水指人体淹没或浸入水中，由于水充满呼吸道和肺泡，或反射性喉痉挛导致窒息和缺氧的状态。根据环境的不同，溺水可分为淡水溺水和海水溺水。海水溺水因其特殊的电解质成分，对人体产生的生理影响更为复杂。

海水溺水指人体在海水环境中因吸入水分或其他异物而导致呼吸障碍，进而引发窒息、心搏骤停等严重后果的现象。海洋环境复杂多变，水温低、盐度高、波浪大、水流急等因素均增加了海水溺水救援的难度和危险性。

二、海水溺水的病理生理变化

（一）初期的生理反应

1. 呼吸障碍：海水进入呼吸道后，会立即引起剧烈的呛咳和反射性喉痉挛，导致呼吸道迅速阻塞，空气无法进入肺部，造成窒息。此时，机体会迅速进入缺氧状态，血氧饱和度急剧下降。

2. 心血管反应：缺氧会刺激颈动脉体和主动脉体的化学感受器，反射性引起心跳加快、血压上升，以增加心排血量和器官灌注量。然而，随着缺氧时间的延长，心肌细胞因缺氧受损，心功能逐渐下降，最终可能导致心搏骤停。

3. 神经系统反应：大脑是对缺氧最为敏感的器官。初期，由于脑内儿茶酚胺等神经递质的释放，大脑可能会出现短暂的兴奋状态，如烦躁不安、谵妄等。随后，随着缺氧程度的加剧，大脑皮质逐渐受到抑制，人体可能会出现意识模糊、昏迷等严重症状。若不及时救治，将造成不可逆的脑损伤甚至死亡。

（二）电解质失衡

海水的主要成分是氯化钠，海水中的氯化钠浓度远高于人体血液和组织液中的。因此，发生海水溺水后，大量海水进入体内，会导致严重的电解质失衡，主要表现为高钠血症、高氯血症及低钾血症。

1. 高钠血症：海水中的高钠含量导致体内血钠浓度急剧升高，引起细胞水肿，特别是脑组织细胞的水肿，可加重脑功能障碍，甚至诱发脑疝。

2. 高氯血症：氯离子浓度的升高同样会对机体造成损害，尤其是与钠离子共同作用时，可加剧细胞水肿和组织损伤。

3. 低钾血症：海水溺水过程中，由于细胞外液渗透压升高，细胞内水分外渗，同时伴随钾离子的流失，导致低钾血症。低钾血症可影响心肌细胞的兴奋性和传导性，增加心律失常的风险。

（三）其他生理变化

1. 体温下降：海洋环境温度通常低于人体体温，长时间浸泡在海水中会导致体温逐渐下降，出现低温症。低温症可进一步加重机体各系统的功能障碍，增加救治难度。

2. 血液浓缩：由于海水的高渗透性，进入体内的海水会吸收组织间液，导致血液浓缩，血细胞比容升高，血液黏稠度增加，影响血液循环和组织灌注。

3. 肺部损伤：海水中的微生物、污染物及化学物质可能随呼吸进入肺部，引起肺部感染、化学性肺炎等并发症，加重病情。

海水溺水导致的病理生理改变复杂多样，涉及呼吸、循环、神经等多个系统。及时有效的救援措施和后续治疗对于挽救患者生命、减少并发症具有至关重要的作用。

三、复苏过程

（一）现场评估与初步处理

1. 安全评估：救援人员到达现场后，首要任务是确保自身及溺水者的安全，避免二次伤害。

2. 意识判断：轻拍溺水者肩部并大声呼唤，判断其是否有意识。若溺水者无意识，立即启动 CPR 流程。

3. 清理呼吸道：将溺水者置于侧卧位，头偏向一侧，用手指清除口腔及鼻腔内的异物，保持呼吸道通畅。

（二）CPR

详见本书第三章第三节"海洋创伤现场救治"。

（三）转运与监护

1. 稳定生命体征：在转运过程中，需持续监测溺水者的生命体征，包括心率、呼吸、血压及血氧饱和度等。

2. 保持体温：由于海水温度通常较低，溺水者易出现低温症，需采取保暖措施，如使用保温毯、热水袋等。

3. 建立静脉通道：根据病情需要可建立静脉通道，以便及时给予药物治疗或液体复苏。

四、后续治疗

（一）呼吸支持

1. 机械通气：对于持续低氧血症或呼吸衰竭的溺水者，需进行机械通气治疗，以维持足够的氧合和通气功能。
2. 氧疗：根据病情轻重，可选择鼻导管吸氧、面罩吸氧或高压氧治疗等。

（二）循环支持

1. 液体复苏：根据患者的血容量状态，合理补充晶体液或胶体液，维持循环稳定。
2. 血管活性药物：对于血压不稳定的患者，可使用血管活性药物（如多巴胺、去甲肾上腺素等）进行升压治疗。

（三）神经保护

1. 脑复苏：溺水后易发生脑缺氧性损伤，需采取降温、脱水、利尿等措施减轻脑水肿和颅压升高。
2. 营养神经药物：可给予营养神经药物（如神经节苷脂、脑蛋白水解物等）促进神经功能恢复。

（四）并发症防治

1. 肺部感染：溺水者常因误吸海水而引发肺部感染，需积极给予抗感染治疗。
2. 急性肾损伤：溺水后人体可能会出现急性肾损伤，需密切监测肾功能变化，必要时进行肾替代治疗。
3. 心理干预：海水溺水事件往往会给溺水者及其家属带来极大的心理创伤，需及时进行心理评估和干预。

海水溺水的复苏与后续治疗需要救援人员具备扎实的专业知识和丰富的实践经验。现场评估与初步处理、CPR、转运与监护，以及后续的呼吸支持、循环支持、神经保护和并发症防治等综合措施的实施，可以最大限度地提高溺水者的生存率和生活质量。同时，应加强对公众的海上安全教育和救援技能培训，预防溺水事件的发生。

第二节　减压病与空气栓塞

减压病与空气栓塞作为潜水医学领域的重要议题，不仅关乎潜水作业人员的生命安全，也是海洋创伤救治研究中不可或缺的一部分。本节旨在探讨减压病与空气栓塞的病理机制、临床表现、诊断方法及治疗措施，以期为潜水医学的发展提供理论支持与实践指导。

一、减压病概述

（一）定义与背景

减压病，又称沉箱病，是由于潜水作业人员在高压水下作业一段时间后，未遵循正确的减压程序而迅速上浮至水面，导致体内溶解于血液和组织中的惰性气体（主要是氮气）因压力降低而迅速析出，形成气泡，阻塞血管或压迫周围组织所引起的一系列病理生理改变。

（二）病理机制

1. 氮饱和过程：氮气是人体在高气压环境下呼吸空气时，不可避免会吸入的惰性气体。随着下潜深度的增加，环境压力逐渐增大，肺泡内氮气分压随之上升，导致氮气在血液和组织中的溶解度增加，这一过程称为氮饱和过程。根据亨利定律（Henry's law），溶解在液体中的气体量与该气体的分压成正比。因此，随着潜水深度的增加，人体组织中的氮气溶解量也会显著增加。

氮饱和过程的时长受多种因素影响，包括潜水深度、停留时间、个体生理差异及环境温度等。一般来说，下潜深度越深、停留时间越长，氮饱和程度越高。在饱和潜水作业中，潜水作业人员在高压环境下长时间暴露，体液中的氮气达到完全饱和状态，此时无论暴露时间如何延长，其减压时间均保持不变。

2. 氮气脱饱和过程：当潜水作业人员从高压环境返回正常气压环境时，体内多余的氮气需要逐渐释放并排出体外，这一过程称为氮气脱饱和过程。理想情况下，该过程应缓慢进行，以确保氮气能够平稳地从组织中释放到血液中，并最终通过呼吸系统排出体外。

然而，在实际操作中，如果减压速度过快，体内氮气来不及通过血液循环和呼吸系统排出体外，便会在组织和血液中形成气泡，进而引发减压病。这些气泡可能阻塞血管、压迫神经或造成组织损伤，导致一系列严重的临床症状，如关节疼痛、皮肤红疹、呼吸困难等。

（三）临床表现

减压病的临床表现多样，根据气泡累及的部位和程度不同，可分为皮肤型、关节型和神经型。皮肤型减压病主要表现为皮肤瘙痒、刺痛、红斑及大理石样斑纹；关节型减压病则表现为关节疼痛、肿胀及功能障碍；神经型减压病最为严重，可能会出现截瘫、感觉障碍、呼吸困难甚至死亡。

二、空气栓塞概述

（一）定义与发生机制

空气栓塞指在潜水过程中，各种因素（如潜水装具破损、呼吸控制不当等）导致外界空气或水中的气体直接进入血液循环系统，形成气泡栓塞血管的现象。这些气泡可阻塞血管，影响血液循环，造成局部或全身性的缺血缺氧损伤。

（二）病理生理变化

空气栓塞发生后，进入血液循环的气泡会随血流移动，堵塞直径小于气泡直径的血管。在肺部，气泡可阻塞细小呼吸道和肺泡，影响气体交换；在心脏，气泡可影响心脏泵血功能；在大脑等重要器官，空气栓塞可导致严重的缺血缺氧性损伤，甚至危及生命。

（三）临床表现

空气栓塞的临床表现取决于栓塞的部位、程度和速度。轻者可能仅表现为短暂的胸闷、气促、头痛等症状；重者则可能会出现呼吸困难、胸痛、心律失常、意识障碍甚至猝死。值得注意的是，由于空气栓塞的隐匿性和突发性，其临床表现往往难以预测且易于误诊。

三、诊断与治疗

（一）诊断方法

减压病与空气栓塞的诊断主要依据患者的潜水史、临床表现、体格检查及必要的辅助检查。其中，超声检查因其无创、便捷、可重复性好等优点，在检测体内气泡分布及血流动力学改变方面具有重要价值。此外，血气分析、心电图、CT 及 MRI 等检查也有助于明确诊断。

（二）治疗措施

对于减压病的治疗，关键在于迅速恢复体内外压力平衡，促进气泡溶解和排出。具体措施：立即停止潜水活动，进入加压舱进行再压缩治疗；给予高浓度氧气吸入，增加血液溶解气体的能力；使用利尿剂促进体内多余水分的排出。对于严重病例，还需采取手术治疗以清除血管内的气泡栓塞。

对于空气栓塞的治疗，则强调迅速识别并采取紧急措施。首先，应确保患者呼吸道通畅，给予高浓度氧气吸入；其次，根据栓塞部位和程度，采取适当的体位引流或穿刺排气；最后，对于血流动力学不稳定的患者，应及时给予补液、升压等支持治疗，并密切监测生命体征变化。

四、减压病的管理策略

减压病的管理关键在于合理控制减压过程，确保氮气能够安全地从体内脱饱和。以下是一些主要的管理策略。

1. 制订科学的减压计划：根据潜水深度、停留时间及个体生理差异等因素，制订详细的减压计划。计划应明确每个阶段的减压停留时间和减压速度，以确保氮气能够平稳脱饱和。

2. 使用潜水电脑表：潜水电脑表能够实时监测潜水作业人员的潜水深度和停留时间，并根据预设的减压算法自动规划减压计划。潜水作业人员应严格按照潜水电脑表的指示进行减压操作，避免自行改变减压速度或省略减压停留步骤。

3. 加强潜水作业人员培训：潜水作业人员应接受专业的减压病预防和治疗培训，了解减压病的发生机制、临床表现和急救措施。在潜水作业过程中，潜水作业人员应密切关注自身身体状况，一旦发现异常症状应立即停止潜水并寻求医疗救助。

4. 吸氧治疗：吸氧有助于加速体内氮气脱饱和过程，减轻减压病症状。在减压过程中，潜水作业人员应佩戴氧气面罩进行吸氧治疗，以提高治疗效果。

5. 加压治疗：对于严重的减压病患者，加压治疗是最直接有效的治疗手段。通过增加环境压力，体内气泡重新溶解于血液中，从而消除气泡栓塞引起的病变。加压治疗应在专业医疗机构进行，以确保治疗的安全性和有效性。

第三节　潜水作业中常见意外伤害及其应对策略

一、潜水环境概述

潜水作业涉及复杂多变的海洋环境，包括水温、水压、能见度、水流速度及海底地形等多种因素。这些因素不仅直接影响潜水作业人员的生理状态，还增加了作业过程中的不确定性和风险。特别是随着潜水深度的增加，水压急剧上升，对潜水作业人员的身体构成巨大威胁，同时也对潜水装备的性能提出了更高要求。

二、潜水作业中的意外伤害类型及其应对措施

（一）减压病

减压病是潜水作业中常见的意外伤害之一，其发生原因在于潜水作业人员从高压环境迅速上升到低压环境时，体内溶解的气体（主要是氮气）未能及时排出，形成气泡并阻塞血管或组织，导致疼痛、神经系统症状甚至危及生命。预防减压病的关键在于严格遵守潜水计划，控制上升速度，并在必要时进行安全停留。

（二）耳部损伤

潜水时，随着水压的增加，外耳道和中耳之间的压力差可能导致鼓膜受压，引发耳痛、听力下降甚至鼓膜穿孔。此外，内耳也可能因压力变化而受损，导致平衡失调和眩晕。因此，潜水作业人员需掌握正确的耳压平衡技巧，并在出现耳部不适时立即停止下潜或上升。

（三）肺部过度膨胀

在潜水过程中，若潜水作业人员未正确控制呼吸，特别是在上升阶段，可能导致肺部过度膨胀，进而引发气胸或纵隔气肿等严重并发症。这要求潜水作业人员在潜水前接受专业培训，掌握正确的呼吸技巧，并在潜水过程中保持警觉。

（四）溺水与窒息

尽管潜水作业人员佩戴了呼吸器，但设备故障、操作失误或环境因素（如水流湍急、能见度低）仍可能导致溺水或窒息。因此，潜水作业人员需定期检查装备，确保其功能完好，并在潜水过程中保持冷静，随时准备应对突发情况。

（五）外伤与海洋生物伤害

潜水作业中，潜水作业人员可能遭遇水下障碍物（如礁石、沉船残骸）导致的划伤、刺伤等外伤。同时，海洋生物如珊瑚、海胆、水母等也可能对潜水作业人员造成伤害，引起疼痛、感染甚至过敏反应。因此，潜水作业人员应穿戴合适的防护装备，避免与潜在危险源直接接触。

三、综合应对策略

面对潜水作业中的意外伤害，及时有效的应急处理与救治至关重要。潜水作业人员应接受专业培训，掌握基本的自救互救技能，如CPR、止血包扎等。同时，潜水作业现场应配备必要的急救设备和药品，以便在发生意外时能够迅速进行初步救治。对于严重伤害，应立即联系专业医疗机构进行转运和进一步治疗。

潜水作业中的意外伤害种类繁多，且往往具有突发性和严重性。因此，加强潜水作业人员的安全教育、提高装备性能、完善应急处理机制是降低意外伤害风险、保障潜水作业人员生命安全的关键。

第四节 潜水装备常见故障及其应对策略

一、潜水装备概述

潜水装备是潜水作业人员在水下活动时的生命保障系统,主要包括呼吸调节器(气瓶、减压阀、呼吸嘴)、面镜、潜水衣(干衣/湿衣)、脚蹼、浮力调整装置(Buoyancy Control Device,BCD)、潜水表、潜水刀、潜水灯及通信设备等。每一部分都至关重要,任何环节的故障都可能危及潜水作业人员的安全。

二、主要装备故障及其应对策略

(一)呼吸调节器故障

1. 故障表现。
(1)减压阀漏气:导致供气不足,呼吸阻力增大。
(2)呼吸嘴脱落或堵塞:影响呼吸顺畅。
2. 应对策略。
(1)定期检查减压阀密封性,确保无漏气现象。
(2)备用呼吸嘴随身携带,一旦发现呼吸嘴故障立即更换。
(3)学习并掌握备用气源使用方法,如使用气瓶内的直接供气功能来供气。

(二)面镜故障

1. 故障表现。
(1)起雾:影响视线清晰度。
(2)漏水:导致眼部不适,甚至引发恐慌。
2. 应对策略。
(1)使用防雾剂或吐口水等方法预防面镜起雾。
(2)潜水前进行面镜排水练习,确保能在水下迅速解决面镜漏水问题。
(3)若面镜持续漏水,应上升至安全深度,更换备用面镜或采用其他观察手段（如潜水灯、潜水伙伴引导）。

（三）潜水衣故障

1. 故障表现。
(1) 破损：影响保暖及防护效果。
(2) 渗水：增加体温散失，可能导致低温症。
2. 应对策略。
(1) 选择质量可靠的潜水衣，并定期检查其完好性。
(2) 携带防水胶带等应急修补工具，发现破损立即处理。
(3) 若渗水严重，应考虑上升至水面更换装备或寻求救援。

（四）浮力调整装置故障

1. 故障表现。
(1) 充气/放气失效：导致浮力失控，上升或下沉困难。
(2) 漏气：降低浮力支持，增加潜水难度。
2. 应对策略。
(1) 熟练掌握手动充气/放气技巧，作为自动系统的备份。
(2) 定期检查浮力调整装置的密封性及充气系统，确保其正常工作。
(3) 浮力失控时，保持冷静，利用脚蹼控制深度，并尝试修复或调整装置。

（五）通信设备故障

1. 故障表现。
(1) 信号丢失：无法与水面或潜水伙伴保持联系。
(2) 设备损坏：无法使用。
2. 应对策略。
(1) 潜水前检查通信设备电量及信号状态。
(2) 掌握非语言沟通技能（如手势、灯光信号），作为补充通信手段。
(3) 若通信设备完全失效，应依靠团队默契及既定安全程序行动，如保持队形、定期上升检查等。

三、综合应对策略

1. 预先准备：潜水前充分检查所有装备，确保其功能完好；制订详细的安全计划，包括应急撤离路线、救援联系方式等。

2. 技能培训：接受专业潜水培训，掌握潜水技能及装备使用方法；定期进行复训，保持技能熟练度。

3. 保持冷静：面对装备故障时，保持冷静是首要原则。通过训练形成的条件反射和应急预案，迅速判断并解决问题。

4. 团队协作：潜水活动应尽量避免单独行动，与经验丰富的潜水伙伴一起行动可相互照应、共同应对突发情况。

5. 应急物资：携带必要的应急物资，如备用呼吸嘴、防水胶带、手电筒等，以备不时之需。

潜水装备故障是潜水活动中不可忽视的风险因素。通过预先准备、技能培训、保持冷静、团队协作及携带应急物资等措施，潜水作业人员可以有效应对装备故障带来的挑战，确保潜水作业的安全进行。

第十章　常见海洋创伤的海上救治策略

海上作业与航行中，由于环境复杂多变，作业人员面临多种潜在危险，因此常见海洋创伤的预防和救治显得尤为重要。这些创伤主要包括创伤性昏迷、颅脑损伤、胸部创伤、腹部创伤、四肢闭合骨折、四肢开放性骨折、脊柱损伤、头皮裂伤出血、肢体离断伤、烧伤、烫伤及冻伤等。

与陆地常见创伤相比，常见海洋创伤在环境、伤情特点及救治条件上均存在显著差异。海洋环境复杂多变，气候、风浪、海水等因素都可能对患者造成二次伤害。特别是海水浸泡，其含有的大量盐分和微生物可能导致伤口感染，加重伤情。此外，落水后的低温和长时间浸泡还可能引起体温过低、血流动力学紊乱和代谢性酸中毒等严重并发症，这些在陆地创伤中相对少见。在海上救援中，必须充分考虑这些差异，制订科学合理的救治方案，以提高救治成功率。

第一节　创伤性昏迷

创伤性昏迷指由于外部暴力导致的严重颅脑损伤，进而引发的意识障碍状态。在海洋环境中，海难、海上作业事故及自然灾害等突发事件时有发生，导致海上作业人员遭受严重创伤并陷入昏迷状态，其救治工作面临着复杂多变的挑战。

一、定义与分类

海洋创伤性昏迷指因海上事故或自然灾害导致颅脑损伤、失血性休克、多器官功能障碍等严重创伤后，患者出现的意识丧失、对外界刺激无反应的状态。根据病因、病情严重程度及临床表现，海洋创伤性昏迷可分为轻度昏迷、中度昏迷和重度昏迷，其中重度昏迷患者预后极差，需立即采取有效救治措施。

二、病因

海洋创伤性昏迷通常由多种机制共同作用，包括颅内出血、脑震荡、颅内感染及脑血管病等。

颅内出血是创伤性昏迷的主要原因之一，特别是当头部受到重创时，可能引发脑实质出血，阻碍脑部血液循环，重者可导致脑疝形成，从而引发长时间昏迷。脑震荡则是由头部受外力撞击引起的短暂性脑功能障碍，通常昏迷时间不超过半小时，但也可能因个体差异而延长。

此外，创伤后颅内感染也是导致昏迷的重要因素。细菌或病毒侵入脑部，引发脑炎或脑膜炎，导致颅压增高，脑组织受压，从而引发昏迷。脑血管病如脑出血、脑梗死等，也会影响脑部血液循环，导致大脑功能受损，进而引发昏迷。

三、初步评估与诊断

1. 环境评估：救援人员需对海洋环境进行评估，包括风浪大小、海水温度、能见度等，以确保自身安全及患者转运的顺利进行。

2. 生命体征监测：迅速测量患者的呼吸、心率、血压、体温等生命体征，初步评估病情严重程度。

3. 神经系统检查：通过瞳孔对光反射、角膜反射、肢体运动反应等神经系统检查，判断患者昏迷程度及可能的颅脑损伤情况。

4. 创伤评估：采用"ABCDE"法则，全面评估患者身体各部位创伤情况，优先处理危及生命的创伤。

四、救治原则

1. 保持呼吸道通畅：对于昏迷患者，首要任务是确保呼吸道通畅，必要时进行气管插管或气管切开术，以维持有效通气。

2. 稳定生命体征：通过输液、输血、使用血管活性药物等手段，维持患者血压、心率等生命体征的稳定，纠正休克状态。

3. 控制出血：对于存在活动性出血的患者，应迅速采取压迫止血、止血带包扎等措施，减少血液流失。

4. 保护脑功能：给予脱水剂、脑保护剂等药物治疗，降低颅压，减轻脑水肿，保护脑功能。

5. 及时转运：在海上条件允许的情况下，应尽快将患者转运至具备救治条件的陆地医疗机构，进行进一步治疗。

五、特殊情况的应对策略

1. 海上恶劣环境：在风浪大、能见度低等恶劣海况下，应优先保障救援人员及患者的安全，采用稳定的转运工具，如救生艇、直升机等，确保患者安全转运。

2. 长距离转运：对于需要长距离转运的患者，应做好充分的转运准备，包括携带必要的医疗设备、药品及急救用品，确保转运途中的医疗救治不间断。

3. 心理干预：海洋创伤性昏迷患者往往伴有严重的心理创伤，救援人员及后续医疗人员应关注患者的心理健康，适时给予心理干预和支持。

海洋创伤性昏迷的救治困难，需要救援人员、后续医疗人员及相关部门的紧密合作与高效协同；通过科学的评估、及时的救治及有效的转运措施，最大限度地降低海洋创伤性昏迷患者的病死率和致残率，提高其生活质量。

第二节　颅脑损伤

颅脑损伤指暴力直接或间接作用于头部后导致的头颅及脑组织损伤，通常伴随头皮等软组织损伤。颅脑损伤在医学上根据损伤程度和类型可分为多种，如头皮挫伤、颅骨骨折及脑损伤等。

头皮挫伤相对较轻，包括头皮擦伤、裂伤及血肿等。颅骨骨折分为颅盖骨骨折和颅底骨折，其中颅底骨折可能引发脑脊液外漏，增加感染风险。脑损伤则最为严重，包括脑震荡、脑挫裂伤、颅内血肿等，可能导致意识障碍、偏瘫、失语等严重后果。

颅脑损伤是严重的海洋创伤类型，具有病情危急、并发症多、预后差等特点，因此，建立科学、高效的救治策略对于保障海上作业人员的生命安全具有重要意义。

第十章 常见海洋创伤的海上救治策略

一、海上颅脑损伤的特点

1. 伤情复杂多变：海上颅脑损伤多为开放性损伤，常伴随颅骨骨折、脑组织外露等严重情况，且易引发颅内出血、脑水肿等并发症。

2. 救治难度大：海上作业环境恶劣，救援条件有限，加之患者多处于昏迷状态，增加了救治的难度和风险。

3. 就诊时间晚：由于海上交通不便，患者往往难以被及时送达医院，导致就诊时间延迟，影响治疗效果。

二、院前急救

1. 保持镇静，迅速评估伤情：发现颅脑损伤患者后，应保持冷静，迅速评估患者的意识状态、瞳孔大小及对光反射等生命体征，初步判断伤情严重程度。

2. 维持呼吸道通畅：颅脑损伤患者常伴有呼吸道梗阻，应立即清除口腔和鼻腔内的分泌物及呕吐物，保持呼吸道通畅。若患者出现呼吸困难，应及时进行人工呼吸或气管插管。

3. 控制出血及保护脑组织：对于活动性出血伤口，应立即进行加压包扎止血。避免在现场拔出致伤物，以免引起大出血。若脑组织外露，可用清洁的碗作为支持物再加敷料包扎，以保护脑组织不受压迫。

4. 减少头部移动：在转运过程中，应尽量减少患者的头部移动，以防加重颅脑损伤。可使用颈托或头部固定器固定头部。

5. 迅速转运：在初步处理完毕后，应迅速将患者转运至有条件的陆地医疗机构进行进一步治疗。转运过程中应密切监测患者的生命体征，并做好急救准备。

三、入院后治疗策略

1. 多学科协作：颅脑损伤的治疗涉及神经外科、重症医学科等多个学科，应建立多学科协作机制，共同制订治疗方案。

2. 手术治疗：对于严重颅脑损伤患者，如颅内血肿、脑挫裂伤等，应及时进行手术治疗，清除血肿、修复损伤脑组织。手术应尽早进行，以减少脑组织受压时间，降低并发症发生率。

3. 药物治疗：药物治疗是颅脑损伤综合治疗的重要组成部分。常见的药物治疗包括使用脱水剂（如甘露醇、呋塞米等）以降低颅压，使用抗生素以预防感染，使用神经营养药物以促进神经功能恢复等。

4. 并发症防治：颅脑损伤患者易出现肺部感染、消化道出血等并发症，应密切观察病情变化，及时发现并处理并发症。

5. 康复治疗：康复治疗是颅脑损伤患者恢复功能的关键。应根据患者的具体情况制订个性化的康复治疗计划，包括肢体功能训练、语言功能训练、认知功能训练等。

第三节　胸部创伤

胸部创伤作为一种严重的创伤类型，因其可能导致呼吸功能和循环功能障碍，往往会对患者的生命安全构成重大威胁。因此，掌握海上胸部创伤的及时、有效救治策略，对于提高患者生存率、降低并发症发生率具有至关重要的意义。

一、海上胸部创伤的特点

1. 环境复杂性：海洋环境多变，包括风浪、低温、高湿等不利因素，这些因素可能会加剧患者的病情，增加救治难度。

2. 资源有限性：相较于陆地医疗机构，海上医疗救援资源有限，如药品、器械、医护人员等可能不足，要求救治过程必须高效且精准。

3. 伤情多样性：胸部创伤可能涉及胸壁、胸膜腔、肺、心脏及大血管等多个部位，伤情复杂多变，需迅速判断并处理。

4. 时间紧迫性：海上救援往往需要较长时间才能到达，因此，现场自救互救显得尤为重要，需争分夺秒地进行初步救治。

二、伤情评估

1. 生命体征监测：需快速评估患者的意识、呼吸、脉搏、血压等生命体征，判断是否存在生命危险。

2. 伤口检查：仔细观察胸部伤口的位置、大小、深度及出血情况，注意有无异物刺入或气胸、血胸征象。

3. 呼吸功能评估：通过听诊呼吸音、观察呼吸频率及胸廓运动情况，评估肺功能受损程度。

4. 循环功能评估：检查有无休克表现，如面色苍白、四肢湿冷、脉搏细速等，必要时进行心电图检查以排除心脏损伤。

三、现场急救措施

1. 保持呼吸道通畅：清除口腔及鼻腔内的分泌物、血块及呕吐物，必要时进行气管插管或气管切开术，确保呼吸道通畅。
2. 控制出血：对于活动性出血伤口，应立即加压包扎止血，必要时使用止血带，但需注意时间限制，以免造成肢体缺血性坏死。
3. 骨折固定：对于合并肋骨骨折的患者，应采用胸带固定，减少骨折端移位，减轻疼痛，避免进一步损伤器官。
4. 建立静脉通道：迅速建立有效的静脉通道，补充血容量，维持循环稳定，为后续治疗提供条件。
5. 疼痛管理：给予适当的镇痛药物，缓解患者痛苦，减轻应激反应。

四、转运过程中的注意事项

1. 稳定伤情：在转运过程中，需持续监测患者的生命体征，确保伤情稳定，必要时进行紧急处理。
2. 保护脊柱：对于疑有脊柱损伤的患者，应使用脊柱板进行固定，防止转运过程中造成二次损伤。
3. 保暖措施：海洋环境寒冷，需做好患者的保暖工作，预防低温症的发生。
4. 安全转运：确保转运过程中的安全，避免剧烈颠簸，以减少对患者的不良刺激。

第四节　腹部创伤

腹部创伤是各种致伤因素作用于腹部导致的腹壁、腹腔器官和组织的损伤。这类创伤在临床中较为常见，占各种创伤的 0.4%～1.8%。腹部创伤的严重性不容忽视，因其常伴随出血和感染，成为患者死亡的主要原因之一。腹部创伤作为常见且严重的海洋创伤类型，其及时、有效的处理直接关系到患者的生活质量与生命安全。

一、腹部创伤的分类

腹部创伤根据是否穿透腹壁及腹腔是否与外界相通，可分为闭合性创伤和开放性创伤两大类。开放性创伤常见于战时火器伤或利器伤，如刀伤、枪伤等，这类创伤有明确的伤口，并可能伴有器官损伤。闭合性创伤则多由坠落、碰撞、冲击、挤压等钝性暴力所致，体表无伤口，但同样可能损伤器官。

二、腹部创伤的临床表现

腹部创伤的临床表现多种多样，常见的症状包括腹痛、恶心、呕吐、呼吸困难等。患者可能出现腹膜刺激征、肠鸣音减弱或消失等体征。根据受损器官的不同，患者还可能出现便血、血尿、发热、呕血、意识障碍等症状。其中，腹痛是最常见的症状，发生率高达 95%～100%。

三、海上腹部创伤的特点

1. 环境复杂多变：海洋环境受天气、海况影响大，救援难度大，时间窗口短。

2. 伤情复杂严重：腹部创伤往往涉及多个器官，出血量大，易导致休克，甚至危及生命。

3. 医疗资源有限：海上救援平台往往医疗资源有限，高级医疗设备和药品可能不足。

4. 转运条件受限：海上转运患者需克服风浪、距离等困难，对患者生命体征的稳定要求高。

四、救治原则

1. 迅速评估伤情：利用有限的医疗资源，快速对患者进行初步评估，明确创伤部位、程度及生命体征。

2. 优先处理威胁生命的损伤：如控制出血、解除呼吸道梗阻、维持循环稳定等。

3. 减少二次损伤：在转运和救治过程中，注意保护患者，避免造成二次伤害。

4. 及时转运：在患者生命体征相对稳定后，尽快转运至具备更高级救治能力的医疗机构。

五、救治策略

(一) 现场急救

1. 止血：对于开放性创伤，应立即进行加压包扎止血。对于内出血，需迅速建立静脉通道，必要时使用止血药物或进行输血治疗。
2. 维持呼吸道通畅：清除口腔、鼻腔分泌物及异物，保持患者呼吸道通畅，必要时进行气管插管或气管切开术。
3. 抗休克治疗：快速补液，纠正低血容量性休克；使用血管活性药物，维持循环稳定。

(二) 损伤控制手术

1. 指征：对于严重腹部创伤，如合并多器官损伤、大量腹腔内出血、难以控制的休克等，应尽早实施损伤控制手术。
2. 目的：快速控制出血，简化手术操作，为后续确定性手术创造条件。
3. 操作要点：快速进入腹腔，控制出血源；对损伤器官进行简单处理，如缝合、填塞等；关闭腹腔，放置引流管。

(三) 后续治疗

1. 生命体征监测：密切监测患者的生命体征，包括心率、血压、呼吸频率、血氧饱和度等。
2. 抗感染治疗：合理使用抗生素，预防和控制感染。
3. 营养支持：根据患者病情，制订合理的营养支持方案，促进伤口愈合和恢复。
4. 心理干预：关注患者的心理状态，提供必要的心理支持和干预。

(四) 转运与交接

1. 转运准备：确保患者的生命体征相对稳定，准备好转运所需的医疗设备和药品。
2. 安全转运：选择合适的转运方式和路线，确保转运过程中患者的安全。
3. 详细交接：将患者的病情、救治过程、用药情况等详细告知接收医院，确保救治工作的连续性。

第五节　四肢闭合性骨折

四肢骨折是常见的创伤类型，涉及上肢与下肢骨骼结构完整性受损。四肢骨折的发生原因多样，主要包括外伤性直接暴力（如车祸、跌落、重物砸伤）、间接暴力（如扭伤、摔倒时力量传导）、长期劳损累积及病理因素（如骨质疏松、骨肿瘤）。根据骨折的严重程度和形态，可分为闭合性骨折（皮肤完整，骨折端不与外界相通）和开放性骨折（皮肤或黏膜破裂，骨折端与外界相通）。进一步细分，还可依据骨折线的走向分为横行骨折、斜行骨折、螺旋形骨折、粉碎性骨折等类型。

四肢骨折的临床表现具有一定的共性，包括受伤部位疼痛、肿胀、畸形、异常活动及骨擦音或骨擦感。疼痛往往剧烈且难以忍受，肿胀则因出血和组织液渗出而迅速显现。畸形多因骨折端移位所致。异常活动指在非关节部位出现的不正常运动。骨擦音和骨擦感是骨折的直接体征，但检查时应谨慎操作，避免加重损伤。

海上作业人员面临着诸多潜在的危险，其中四肢闭合性骨折是较为常见的创伤之一。这类骨折多由意外事故如碰撞、跌落或重物砸伤引起，虽然骨折部位皮肤保持完整，但骨结构的破坏同样可能引发剧烈疼痛、肿胀和功能障碍。

一、初步评估与急救准备

在海上遇到四肢闭合性骨折的患者，首要任务是进行初步评估。评估内容包括患者的生命体征（如意识、呼吸、脉搏、血压）、骨折部位及程度、是否伴有其他损伤（如器官破裂、颅脑损伤）等。同时，确保自身及患者的安全，避免二次伤害。

急救准备方面，应迅速准备急救包、夹板、绷带、三角巾等必要的医疗用品，并确保通信设备畅通，以便及时联系海上医疗救援力量。

二、控制疼痛与出血

四肢闭合性骨折常伴有剧烈疼痛，应及时给予患者镇痛药以缓解疼痛。然而，在选择镇痛药时需谨慎，避免使用阿司匹林等非甾体类抗炎药，以免加重出血风险。同时，密切观察患者是否有活动性出血迹象，如有必要，采用直接压迫、抬高受伤部位等方法进行止血处理。若出血严重，可使用止血带止血，但需注意每小时放松一次，以防肢体缺血性坏死。

三、骨折固定与搬运

骨折固定是海上四肢闭合性骨折救治的关键步骤。固定的目的是减少骨折端移动，防止进一步损伤周围组织，同时减轻疼痛。固定材料可就地取材，如木板、树枝、书本等，但应确保固定材料具有一定的硬度和稳定性。

上肢骨折固定：对于肱骨骨折，可使患者手臂呈屈肘状，将两块夹板分别固定于上臂内侧和外侧，再用绷带缠绕固定。若只有一块夹板，则将其置于外侧并加以固定，用三角巾悬吊患肢。

下肢骨折固定：对于大腿骨折，应将患腿拉直，使用长度适宜的夹板（上至腘窝，下过脚跟）分别固定于大腿内、外侧，再用绷带或三角巾缠绕固定。小腿骨折的固定方法类似，但需注意保护踝关节的稳定性。

在固定过程中，应确保固定材料紧密贴合骨折部位，但不可过紧，以免压迫血管和神经。同时，避免在骨折部位进行不必要的按摩或推拿，以免加重损伤。

搬运患者时，应采用正确的搬运方法和姿势，避免剧烈晃动或碰撞。对于脊柱未受损的四肢骨折患者，可使用担架或硬木板进行搬运。搬运过程中应保持患者身体平稳，避免骨折部位受到额外压力。

四、转运与后续治疗

在确保患者生命体征稳定、骨折部位得到有效固定后，应尽快将患者转运至具有救治条件的医疗机构进行进一步治疗。转运过程中应密切关注患者的生命体征变化，保持通信畅通，以便随时联系医疗救援力量。

到达接收医疗机构后，医生将根据患者的具体情况制订详细的治疗方案。治疗方案可能包括手术治疗、药物治疗、物理治疗等多种手段，旨在恢复骨折部位的结构和功能。

第六节　四肢开放性骨折

开放性骨折指骨折端与外界直接相通，伴有皮肤或黏膜的破裂，骨折端暴露于外界环境中。根据骨折端软组织损伤的程度、污染情况及骨折的稳定性，开放性骨折可分为多个亚型。

开放性骨折由于骨折端直接暴露于外界，极易受到污染和感染，导致软组织损伤严重，甚至可能引发骨髓炎、败血症等严重并发症。

四肢开放性骨折与闭合性骨折在定义、病理生理、临床表现、治疗原则及预后等方面均存在差异。创伤救治人员应根据患者的具体情况，制订个性化的治疗方案，以最大限度地促进骨折的愈合及功能的恢复。特别是在海上救援活动中，四肢开放性骨折作为一种常见的严重创伤，其救治策略不仅关系患者的生命安全，还将直接影响其未来的生活质量。

一、初步评估

（一）病情判断

在海上遇到四肢开放性骨折的患者，首要任务是迅速而准确地判断伤情。这包括评估患者的生命体征（如心率、呼吸、血压）、意识状态以及骨折的类型、程度和污染情况。特别注意是否存在大出血、休克等危及生命的状况。

（二）优先处理

对于生命体征不稳定的患者，应立即进行 CPR、止血、抗休克等紧急处理，确保患者的生命安全。同时，保持患者呼吸道通畅，及时清除口咽部分泌物，防止窒息。

二、急救处理

（一）固定骨折区域

四肢开放性骨折的急救处理中，固定骨折区域至关重要。可使用木板、树枝、硬纸板等硬质物品作为临时夹板，用绷带或布条将骨折的肢体固定在硬质物品上，避免肢体活动而加重骨折或损伤周围血管、神经。固定时应注意不要刺激伤口，并确保固定关节处。

（二）制止出血

开放性骨折常常伴有大量出血，应及时采取有效的止血措施。对于小动脉或小静脉出血，可使用干净的纱布或绷带进行加压包扎止血。若出血严重，难以通过加压包扎控制，可使用止血带环扎伤口的近心端，但应记录开始使用止血带的时间，每小时应放松一次（每次 30~60 秒），以防肢体缺血性坏死。

（三）清洁与包扎伤口

在急救过程中，应尽量避免自行清洁开放性骨折的伤口，以免引发感染。但可使用干净的绷带或纱布覆盖伤口，以减少污染。有条件时，可使用消毒剂（如高锰酸钾溶液）对伤口周围进行冲洗，再用消毒纱布包扎固定。

三、转运与后续治疗

（一）安全转运

经过初步急救处理后，应尽快将患者安全转运至有条件的医疗机构进行进一步治疗。转运过程中，应注意保持患者体位稳定，避免震动和碰撞伤肢，以减少疼痛和进一步损伤。同时，密切监测患者的生命体征，确保呼吸道通畅，及时清除呼吸道分泌物。

（二）后续治疗

到达医疗机构后，应进行全面检查，明确骨折类型、程度及并发症情况。根据具体情况制订个性化的治疗方案，包括清创、复位、固定和康复治疗等。对于污染严重的伤口，应彻底清创，去除异物和坏死组织，预防感染。骨折复位可采用手法复位或手术复位，固定方式可选择外固定或内固定。术后应密切观察患者的病情变化，及时调整治疗方案，促进骨折愈合和功能恢复。

第七节　脊柱损伤

脊柱损伤是一类严重且复杂的创伤，不仅会对患者的生活质量造成深远影响，还常常伴随着高致残率及潜在的生命威胁。脊柱损伤通常指由于外力作用（如交通事故、高处坠落、运动伤害等）导致脊柱骨性结构（椎体、椎弓、棘突等）及其附属软组织（椎间盘、韧带、脊髓及神经根等）的损伤。

根据损伤部位的不同，脊柱损伤可分为颈椎损伤、胸椎损伤和腰椎损伤；而根据损伤程度的轻重，脊柱损伤则可分为稳定性损伤与不稳定性损伤。进一步地根据是否累及脊髓，脊柱损伤又可分为无脊髓损伤和有脊髓损伤两大类，后者又可根据脊髓损伤的程度细分为完全性脊髓损伤和不完全性脊髓损伤。

海难、海上作业事故等突发事件，常导致严重的脊柱损伤。这类损伤不仅会危及患者生命，还常伴随长期的功能障碍与生活质量下降。海上脊柱损伤的救治是一项系统工程，需要现场初步救治、海上转运救治及陆地后续治疗三个环节的紧密衔接与高效配合。

一、海上脊柱损伤的特点

1. 环境特殊性：海洋环境复杂多变，风浪、低温、高湿及远离陆地医疗资源的特性，增加了海上脊柱损伤救治的难度与风险。

2. 伤情复杂：海上脊柱损伤往往伴随多发伤，如颅脑损伤、胸部创伤、腹部创伤及四肢骨折等，需综合评估，优先处理危及生命的损伤。

3. 转运困难：海上转运患者需克服距离远、时间长、海况差等不利因素，对患者的稳定及救治连续性提出了更高要求。

二、现场初步救治

1. 安全评估与撤离：首先确保现场安全，迅速将患者从危险区域撤离至相对稳定的环境，避免二次伤害。

2. 生命体征监测：立即评估患者的生命体征，包括意识、呼吸、循环及出血情况，优先处理休克、窒息等紧急状况。

3. 脊柱固定：使用硬质担架或脊柱板对患者进行整体搬运，避免脊柱扭曲或不当移动，以防加重脊柱损伤。

4. 初步止血与包扎：对开放性伤口进行加压包扎止血，减少失血。

三、海上转运中的救治

1. 持续监测与稳定：在转运过程中，持续监测患者的生命体征，保持呼吸道通畅，维持循环稳定，预防低温症、低氧血症等并发症。

2. 疼痛管理：合理使用镇痛药，减轻患者痛苦，避免疼痛引起的应激反应。

3. 预防感染：加强伤口护理，合理使用抗生素，预防伤口及肺部感染。

4. 心理干预：关注患者的心理状态，提供必要的心理支持与安慰，缓解其恐惧与焦虑情绪。

四、转运后的救治

1. 详细检查与评估：利用 CT、MRI 等检查对脊柱损伤进行全面评估，明确损伤部位、类型及程度。
2. 多学科协作：组织骨科、神经外科、重症医学科等多学科专家团队，制订个性化的治疗方案。
3. 手术治疗：对于需要手术治疗的患者，尽早安排手术，以解除脊髓压迫、恢复脊柱稳定性。
4. 康复治疗：术后及康复期，制订科学的康复治疗计划，包括物理治疗、作业治疗及心理治疗等，促进患者功能恢复，提高生活质量。

第八节　头皮裂伤出血

在海洋环境中，由于风浪、作业事故或意外碰撞等原因，头皮裂伤出血成为常见的海洋创伤类型之一。头皮血液供应丰富，裂伤后出血往往较为迅猛，若不及时救治，可能引发失血性休克，甚至危及生命。

一、伤情评估

（一）初步检查

在海上救治时，首先应对患者进行初步检查，了解患者的意识状态、呼吸、脉搏等生命体征。对于头皮裂伤出血的患者，应迅速观察伤口的位置、大小、深度及出血量，初步判断伤情的严重程度。

（二）评估失血程度

根据患者的面色、脉搏、血压等体征，评估其失血程度。对于失血较多的患者，应立即采取止血措施，防止休克发生。

二、止血

(一) 直接压迫止血

对于头皮裂伤出血，最直接的止血方法是使用干净的纱布或衣物直接压迫伤口，压迫点应位于出血点的近心端，以阻断血液流通。若出血量较大，可尝试用手指或手掌压迫伤口周围的头皮组织，形成局部压迫止血。

(二) 加压包扎止血

在直接压迫止血的基础上，使用绷带进行加压包扎，以增强止血效果。包扎时应注意松紧适度，既要达到止血目的，又要避免影响血液循环。

(三) 止血带止血

若直接压迫和加压包扎均无法有效止血，且患者处于危险状态，可考虑使用止血带；但需注意，使用止血带应严格遵循"上止血带、标时间、放松观察"的原则，避免长时间使用导致肢体缺血性坏死。

三、清创缝合

(一) 准备工作

在进行清创缝合前，应做好充分的准备工作，包括剃除伤口周围的头发、用肥皂水或生理盐水清洗伤口、去除污物和异物，减少感染风险。

(二) 清创

清创是缝合前的重要步骤，旨在去除坏死组织、血块和异物，为缝合创造有利条件。清创时应遵循"由浅入深、由外向内"的原则，彻底清除伤口内的污物和异物。

(三) 缝合

缝合时应根据伤口的大小、深度和形状选择合适的缝合方法和材料。对于整齐、清洁的伤口，可采用间断缝合或连续缝合；对于不规则、污染较重的伤口，可采用褥式全层缝合或皮瓣转移等方法。缝合时应注意对合整齐、松紧适度，避免张力过大影响伤口愈合。

四、后续治疗

（一）抗感染治疗

头皮裂伤后易发生感染，因此应给予抗生素预防感染。常用抗生素包括青霉素、庆大霉素等，但需注意过敏反应和药物不良反应。

（二）伤口护理

缝合后应定期更换敷料，保持伤口清洁干燥。对于渗出较多的伤口，可给予局部冷敷或加压包扎以减少渗出。拆线时间一般根据伤口愈合情况而定，通常为术后 5~7 天。

第九节　肢体离断伤

肢体离断伤指在外力作用下，肢体发生完全或不完全的断离。损伤的原因多样，包括但不限于刀具切割、钝器碾伤、轮带或离心机撕断、爆炸及挤压等。根据损伤的性质，肢体离断伤可分为切割性、碾轧性、撕裂性、挤压性和爆炸性等类型。

肢体离断伤的临床表现多样且严重。患者常出现受伤肢体的完全或部分断离，伴随剧烈疼痛感。由于肢体严重缺血，患者还可能出现面色苍白、肢体畏寒或寒战等症状，部分患者甚至会出现烦躁不安、头晕等。此外，肢体离断伤还可能引发出血、感染、休克等并发症，严重时可危及生命。

海上肢体离断伤多由船舶事故、渔网缠绕、重物砸伤等意外事件引起，其发生具有突发性、紧急性及环境特殊性。由于海上条件复杂多变，往往难以及时获得专业医疗援助。因此，掌握正确的自救互救技能，实施有效的现场救治，对于减轻患者痛苦、提高救治成功率至关重要。

一、现场评估与急救处理

（一）立即停止伤害

发生肢体离断伤后，首要任务是迅速评估并控制伤害源，如切断缠绕的绳索、移开重物等，防止进一步伤害。

（二）检查患者生命体征

在确保自身安全的前提下，迅速检查患者的意识、呼吸、脉搏等生命体征，评估伤情严重程度，为后续救治提供依据。

（三）止血处理

对于出血明显的伤口，应立即采用压迫止血法，用干净的纱布或衣物直接压迫伤口，必要时可辅以止血带，但需注意定时放松，避免肢体缺血性坏死。

（四）断肢/断指保护

用干净的塑料袋或布类包裹断肢/断指，外层再用冰块或冰水混合物包裹（注意避免断肢/断指直接接触冰块或冰水），以降低组织代谢率，延缓细胞变性坏死。同时，标记好断肢/断指的左右侧及近远端，为后续再植手术提供便利。

二、转运

（一）稳定患者情绪

在转运过程中，应给予患者心理支持，稳定其情绪，避免因恐惧、焦虑等负面情绪影响救治效果。

（二）优先转运原则

根据伤情严重程度及医疗资源分布情况，优先转运伤情危重、救治难度大的患者。对于断肢/断指患者，应尽快转运至具备显微外科再植技术的医疗机构。

（三）途中监护

转运途中应持续监测患者的生命体征，保持呼吸道通畅，及时处理可能出现的休克、感染等并发症。同时，保持断肢/断指处于适宜的温度环境中，避免剧烈震动。

三、医院救治

（一）接诊与评估

患者到达医院后，应立即对其进行全面评估，包括生命体征、伤口情况、断肢/断指保存状况等，为后续治疗方案的制订提供依据。

（二）抗感染与抗休克治疗

根据患者的病情，及时给予抗生素预防感染，同时纠正休克状态，维持水电解质平衡。

（三）断肢/断指再植手术

对于符合再植条件的患者，应尽早进行断肢/断指再植手术。

（四）术后护理与康复治疗

术后应密切观察患者的病情变化，加强伤口护理，预防感染。同时，根据患者恢复情况制订个性化的康复治疗计划，促进肢体功能恢复。

第十节　烧伤

烧伤是一种复杂的创伤性疾病，其病理生理过程涉及全身多个系统，会对患者的生命健康构成严重威胁。烧伤通常指由于热力（如火焰、热液、高温气体等）、电能、化学物质或放射线等作用于人体，导致皮肤、皮下组织甚至更深层次的损伤。

根据烧伤的严重程度，可将其大致分为四度：一度烧伤仅伤及表皮浅层，表现为局部红肿、疼痛明显，但无水疱形成；浅二度烧伤伤及表皮的生发层及真皮乳头层，局部红肿明显，伴有大小不一的水疱，创面红润、潮湿，疼痛剧烈；深二度烧伤则伤及真皮乳头层以下，创面红白相间，疼痛较迟钝；三度烧伤则最为严重，伤及皮肤全层甚至更深，创面呈蜡白或焦黄，甚至炭化，感觉消失，皮温低，触之如皮革。

烧伤的危害不仅限于皮肤损伤本身，更在于其可能引发的全身性反应。大量体液丢失、电解质失衡、低血容量性休克等是烧伤早期常见的并发症，而感染、脓毒症、多器官衰竭等则是烧伤后期患者死亡的主要原因。

海上作业因其特殊的环境条件，如高温、明火、易燃物质等，使得烧伤事故成为一种潜在且严重的风险。一旦发生海上烧伤事故，及时有效的救治措施对于减轻患者痛苦、提高生存率及减少并发症具有至关重要的作用。

一、海上烧伤的特点

海上烧伤事故往往伴随着其他伤害，如爆炸、火灾、撞击等，导致患者不仅面临烧伤问题，还可能存在骨折、颅脑损伤、吸入性损伤等多发伤。此外，海洋环境复杂多变、救援难度大，患者在受伤后可能难以立即获得专业医疗救治。这使得海上烧伤的救治更具挑战性。

二、紧急救治原则

海上烧伤救治的首要原则是"救命为主，兼顾治伤"。在救援过程中，必须优先处理危及患者生命的情况，如大出血、窒息、休克等，同时尽快将患者转移至安全地带，减少二次伤害。此外，还应注意保持患者的呼吸道通畅，防止吸入性损伤加重。

三、现场处理措施

（一）脱离火源与热环境

一旦发现烧伤事故，应立即使患者迅速脱离火源和热环境，避免火势蔓延和热量继续对患者造成伤害。在救援过程中，应使用湿布或灭火器等工具进行初步灭火，同时注意自身安全。

（二）评估伤情与分类救治

到达安全地带后，应立即对患者进行伤情评估，包括烧伤面积、深度、部位及是否伴有其他损伤等。根据伤情轻重，对患者进行分类救治，优先处理危重患者。

（三）冷却降温

对于面积不大的肢体烧伤，可用冷水或冰水浸泡 0.5~1.0 小时，以减轻损伤与疼痛。注意水温不宜过低，以免造成冻伤。同时，应保持患者身体温暖，避免体温过低。

（四）包扎保护

对于烧伤部位，可用干净的衣服、被单等手边材料轻轻遮盖以保护创面，避免污染和再损伤。包扎时应松紧适度，以免影响血液循环。对于化学性烧伤，应先用大量清洁淡水冲洗伤口，以减少化学物质的残留和进一步损伤。

（五）保持呼吸道通畅

对于伴有吸入性损伤的患者，应保持其呼吸道通畅，及时清除口腔、鼻腔内的分泌物和异物。必要时可进行气管插管或气管切开术，以维持呼吸功能。

四、转运与后续治疗

（一）安全转运

在将患者转运至医院的过程中，应确保转运工具的安全性和稳定性。对于危重患者，应使用担架等专用设备进行转运，并配备必要的急救设备和药品。在转运过程中，应密切监测患者的生命体征，及时处理可能出现的紧急情况。

（二）早期补液与抗休克

烧伤后，患者常因大量体液丢失而出现休克症状。因此，在到达医院后，应立即进行早期补液治疗，以纠正休克状态。补液时应根据患者的体重、烧伤面积和深度等因素进行个体化调整，避免补液过多或过少导致的不良后果。

（三）创面处理与预防感染

对于烧伤创面，应根据其面积、深度和部位等因素进行个体化处理。对于小面积浅度烧伤，可采用暴露疗法或湿润疗法进行治疗；对于大面积深度烧伤，则需进行切痂植皮手术等复杂治疗。同时，应加强创面护理和预防感染工作，以减少并发症的发生。

（四）综合治疗与康复治疗

烧伤治疗是一个长期而复杂的过程，需要综合治疗与康复治疗的配合。在治疗过程中，应关注患者的营养状况、心理状态和康复需求等方面，制订个性化的治疗方案和康复治疗计划，以促进患者的全面恢复。

第十一节 烫伤

烫伤与烧伤尽管在某些方面相似，但在成因、伤害类型、病理过程及治疗方法上存在着差异。烫伤主要由高温液体（如水、油）、蒸汽或高温固体（如热锅、火炉）直接接触皮肤引起。

在海上作业环境中，烫伤是一种常见的意外伤害，通常由热管道、热机器、蒸汽、明火及故障电气设备的电击等引起。由于海洋环境的特殊性，烫伤救治需要迅速、准确且专业，以确保患者的生命安全与最佳预后。

一、定义与分类

烫伤是指皮肤或其他组织因高温接触而造成的损伤。根据烫伤的程度和深度，可分为以下几类。

1. 一度烫伤：仅伤及表皮浅层，表现为局部红肿、疼痛明显，无水疱形成。

2. 二度烫伤：伤及表皮的生发层和真皮乳头层，局部红肿疼痛，有大小不等的水疱形成。根据水疱的严重程度，又可细分为浅二度烫伤和深二度烫伤。

3. 三度烫伤：全层皮肤及皮下组织、肌肉、骨骼等均有损伤，创面呈灰白或红褐色，甚至焦黑，无水疱，感觉消失，皮温低。

二、救治原则

海上烫伤救治应遵循"迅速脱离热源、及时冷疗、保护创面、预防感染、促进愈合"的原则，具体如下。

1. 迅速脱离热源：一旦发现烫伤，应立即将患者带离热源，避免继续接触高温物质。

2. 及时冷疗：使用流动的清水对烫伤部位进行冲洗，以降低局部温度，减轻组织损伤。冲洗时间一般需达到 20~30 分钟，或直至创面疼痛明显减轻。

3. 保护创面：在冷疗后，应使用干净的纱布或衣物轻轻覆盖创面，避免污染和进一步损伤。

4. 预防感染：烫伤后，创面容易感染，因此应及时就医，进行清创、消毒和包扎处理。

5. 促进愈合：根据烫伤程度，采取相应的治疗措施，如使用烫伤膏、促进创面愈合的药物等，以加速伤口愈合。

三、现场处理

在海上发生烫伤时，由于条件有限，现场处理尤为重要。以下是一些具体的处理措施。

1. 迅速评估伤情：应对患者的烫伤程度进行初步评估，判断是否需要立即送医。

2. 冷疗处理：立即使用流动的清水对烫伤部位进行冲洗，注意水温不宜过低，以免加重组织损伤。冲洗时应保持水流稳定，避免直接冲击创面。

3. 去除衣物：如烫伤部位被衣物覆盖，应使用剪刀小心剪开衣物，避免直接拉扯导致创面扩大或水疱破裂。

4. 保护创面：在冷疗后，使用干净的纱布或衣物轻轻覆盖创面，避免污染和进一步损伤。

5. 稳定患者情绪：烫伤往往伴随着剧烈的疼痛，应安抚患者情绪，避免其因恐慌而加重伤势。

四、后续治疗

烫伤的后续治疗应根据烫伤程度和创面情况而定。一般来说，包括以下几个方面。

1. 清创消毒：就医后，医生会对创面进行彻底清创和消毒处理，以去除坏死组织和污染物。

2. 创面保护：根据烫伤程度，选择合适的敷料对创面进行包扎保护，以减少感染风险。

3. 药物治疗：使用抗生素、镇痛药、烫伤膏等药物进行治疗，以预防感染、减轻疼痛和促进创面愈合。

4. 营养支持：烫伤后，患者需要足够的营养支持以促进伤口愈合和恢复体力。应鼓励患者摄入高蛋白、高维生素的食物。

5. 康复治疗：在创面愈合后，进行适当的康复治疗有助于恢复关节功能和肌肉力量。

五、特殊情况的处理

在海洋环境中,烫伤可能伴随其他特殊情况,如海水浸泡、合并骨折等。此时,救治策略需作相应调整。

1. 海水浸泡烫伤:海水浸泡可能加重烫伤程度并增加感染风险。因此,在救治过程中应特别注意保护创面免受海水污染,并及时就医进行专业处理。

2. 合并骨折的烫伤:如患者同时发生骨折,应先进行骨折固定处理,再对烫伤部位进行救治。固定时应避免加重烫伤部位的损伤。

第十二节　冻伤

冻伤是由寒冷环境直接导致的局部或全身性损伤,其发生机制复杂且严重程度各异。冻伤不仅会影响患者的生活质量,还可能引发一系列严重的并发症,甚至危及生命。

一、分类

冻伤的主要成因是机体长时间暴露于低于冰点的环境中,导致皮肤及皮下组织血管发生收缩,血流减少,进而引发组织缺氧、营养代谢障碍及细胞损伤。根据受冻时间、受冻部位及局部环境的差异,冻伤可分为非冻结性冻伤(如冻疮)和冻结性冻伤(包括局部冻伤和全身冻僵)两大类。

非冻结性冻伤,如常见的冻疮,主要发生在寒冷、潮湿环境中,因局部小动脉收缩、静脉淤血及局部血液循环不良而形成。其症状包括局部红肿、疼痛、瘙痒,严重时可出现水疱、溃疡等。治疗上,重点在于改善局部血液循环,促进组织修复。

而冻结性冻伤则更为严重,它涉及组织的实际冻结,导致细胞内外冰晶形成,进而引发细胞破裂、组织坏死。

二、分度

根据冻伤的程度和部位,可将冻伤分为以下几度。

1. 一度冻伤:仅伤及皮肤表层,表现为局部红肿、疼痛、麻木,愈合一般不留瘢痕。

2. 二度冻伤：伤及皮肤全层及皮下组织，表现为水疱形成、疼痛剧烈，愈合后可能留下瘢痕。

3. 三度冻伤：伤及皮肤、皮下组织及肌肉、骨骼等深层组织，表现为组织坏死、变黑、干燥，可能需要截肢治疗。

4. 四度冻伤：最为严重，伤及肌肉、骨骼，甚至器官，可能导致死亡。治疗此类冻伤需迅速复温、预防感染、促进血液循环及组织修复，必要时还需进行手术干预。

三、救治策略

1. 迅速脱离低温环境：一旦发生冻伤事故，应立即将患者转移到温暖的环境中。在海上作业时，应提前准备好救生艇、救生筏等应急设备，以便在紧急情况下迅速转移人员。同时，应确保救生设备内部温度适宜，避免二次冻伤。

2. 复温处理：复温处理是冻伤救治的关键步骤。根据冻伤程度和部位的不同，可采用不同的复温方法。

（1）体外复温法：适用于轻度至中度冻伤。常用方法包括热淋浴、加热垫复温、躯干热水浸泡法等。水温应控制在 40~46℃之间，避免过高或过低导致烫伤或加重组织损伤。复温过程中应密切观察患者的反应和体温变化，及时调整水温。

（2）体内复温法：适用于重度冻伤或全身性冻伤。常用方法包括湿热气体吸入、腹膜透析、透热疗法、体外血液加温法等。这些方法需要在专业医疗机构内由专业医护人员进行操作。

3. 保护伤口：复温处理后，应对冻伤部位进行清洁、消毒和包扎处理。使用温和的肥皂水清洗伤口，去除异物和坏死组织；然后用碘伏或淡盐水进行消毒；最后使用无菌纱布进行包扎，保持伤口干燥清洁。对于水疱较大的冻伤部位，可在无菌条件下进行穿刺引流，但应避免去除疱皮以防感染。

4. 补充热量：在救治过程中，应给予患者高热量食物以补充体内热量。同时，可通过静脉输液等方式补充液体和电解质以维持体内水电解质平衡。对于严重冻伤患者，还应监测生命体征和尿量等指标以评估病情严重程度。

5. 及时就医：对于严重冻伤患者或经初步救治后症状无改善甚至加重的患者，应及时送往医院进行治疗。医院将根据患者的具体情况制订相应的治疗方案，包括手术治疗、抗感染治疗等。

四、预防措施

除了掌握冻伤救治策略，还应采取以下预防措施以减少海上冻伤事故的发生。

1. 加强防寒保暖：在海上作业时穿戴合适的防寒服装和鞋帽等防护用品，以减少热量散失。

2. 提高安全意识：加强作业人员安全培训和教育，提高其安全意识和自我保护能力。

3. 做好应急准备：提前准备好救生设备和应急药品等物资以应对突发情况。

4. 加强监测预警：密切关注天气变化和海况，及时发布预警信息并采取相应措施减少冻伤风险。

第十一章　海洋细菌感染

海洋是地球上最广阔的水域，不仅孕育了丰富的物种，也潜藏着可对人类健康构成威胁的微生物群落。随着人类活动的不断拓展，如海滨旅游、渔业捕捞、潜水探险等，人们与海洋环境的接触日益频繁，海洋细菌感染人体的风险也随之增高。

海洋中常见的感染人体的细菌有海洋创伤弧菌、副溶血性弧菌、溶血性链球菌、霍乱弧菌、海洋分枝杆菌等。对创伤患者来说，海洋细菌感染人体的途径主要是经皮肤破损感染。患者皮肤破损处直接接触海水或海洋生物，使细菌有机会侵入体内。

海洋细菌感染危害性大，治疗难度高。例如，感染海洋创伤弧菌后，往往起病急骤且发展迅速，患者通常在感染后短期内即出现红肿疼痛、溃烂、休克等症状，并可能迅速进展为多器官衰竭。同时，患者可能出现局部组织坏死、肌炎和肌膜炎，严重时甚至需要截肢。若不及时治疗，患者很可能在短时间内死亡。因此，加强对海洋细菌的研究、提高海洋细菌感染的救治能力是一项关键任务。

第一节　海洋细菌的分类及特点

海洋细菌是生活在海洋环境中的一类特殊生物，它们不含叶绿素和藻蓝素，属于原核单细胞生物。海洋细菌是海洋微生物中分布最广、数量最大的一类，它们在维持海洋生态系统稳定、促进物质循环及各种生物地球化学循环过程中起着重要作用。

一、海洋细菌的分类

（一）按形态结构分类

海洋细菌的形态多样，主要包括球状、杆状、螺旋状和分枝丝状等。这些形态各异的细菌在海洋中各司其职，共同维护着海洋生态系统的稳定。

1. 球状细菌：如微球菌属（*Micrococcus*）和八叠球菌属（*Sarcina*），这些细菌通常具有较小的体积和相对较高的表面积，有利于它们与周围环境进行高效的物质交换。

2. 杆状细菌：如假单胞菌属（*Pseudomonas*）和芽孢杆菌属（*Bacillus*），这类细菌在海洋中广泛存在，具有较强的环境适应能力和代谢活性。

3. 螺旋状细菌：如螺菌属（*Spirillum*），其独特的螺旋结构使得它们在运动过程中具有较高的灵活性和稳定性。

4. 分枝丝状细菌：这类细菌在海洋中较为少见，但它们在特定环境中发挥着重要作用，如参与某些生物膜的形成。

（二）按生理特性分类

海洋细菌根据生理特性可分为自养型/异养型、光能型/化能型、好氧型/厌氧型、寄生型/腐生型等。这些不同类型的细菌在海洋环境中具有不同的生存策略和代谢途径。

1. 自养型细菌和异养型细菌：自养型细菌能够利用无机物合成有机物，如某些能进行化能合成作用的细菌。异养型细菌则依赖有机物作为碳源和能源，是海洋中最常见的细菌类型。

2. 光能型细菌和化能型细菌：光能型细菌能够利用光能进行光合作用或光化能作用，如某些紫色硫细菌和绿色硫细菌。化能型细菌通过氧化或还原无机物来获取能量，如硝化细菌和反硝化细菌。

3. 好氧型细菌和厌氧型细菌：好氧型细菌在有氧环境下生长良好，如大多数海洋中的革兰阴性杆菌。厌氧型细菌在无氧或低氧环境下生长，如某些深海沉积物中的细菌。

4. 寄生型细菌和腐生型细菌：寄生型细菌寄生于其他生物体内或体表，获取营养和能量，如某些海洋病原菌。腐生型细菌以死亡的生物体或有机物为营养来源，参与海洋中的物质循环过程。

（三）按生态分布分类

海洋细菌在海洋中的生态分布广泛，根据其在不同环境中的分布特点，可分为海水型、沉积物型和附着型等。

1. 海水型细菌：主要生活在海水中，以革兰阴性杆菌为主，如假单胞菌属、弧菌属等。这些细菌在海水中的数量众多，对海洋生态系统的物质循环和能量流动起着重要作用。

2. 沉积物型细菌：生活在海洋沉积物中，以革兰阳性杆菌为主，如芽孢杆菌属等。这些细菌在沉积物中的数量庞大，参与硫矿和深海锰结核等矿物的形成过程。

3. 附着型细菌：附着在海洋植物、动物或其他固体表面生长，如附生植表细菌。这些细菌在海洋生物表面膜的形成和海洋污着生物的形成过程中起着重要作用。

二、海洋细菌的特点

（一）嗜盐性

海洋细菌通常具有较强的嗜盐性，能够在高盐度的海洋环境中生长和繁殖。这种嗜盐性使得它们能够在其他生物难以生存的极端环境中生存下来，并发挥重要作用。

（二）嗜冷性

某些海洋细菌具有嗜冷性，能够在 0℃ 及以下的低温环境中生长良好。这些细菌通常分布在极地、深海和高纬度的海洋中，对低温环境具有较强的适应能力。

（三）嗜压性

深海中的细菌通常具有嗜压性，能够在高压环境中生长和繁殖。这种嗜压性使得它们能够在深海环境中保持酶系统的稳定性，并参与深海物质循环和能量流动过程。

（四）寡营养性

海洋中的营养物质相对较为稀少，但某些海洋细菌却能够在低浓度营养环境中生长和繁殖。这种寡营养性使得它们能够在营养贫瘠的深海环境中生存下来，并发挥重要作用。

（五）趋化性与附着性

海洋细菌通常具有较强的趋化性和附着性。趋化性使得它们能够沿着某种化合物的浓度梯度而移动，从而寻找适宜的生长环境；附着性则使得它们能够附着在海洋植物、动物或其他固体表面生长，形成生物膜或参与污着生物的形成过程。

（六）发光性

少数海洋细菌还具有发光性，能够在黑暗环境中发出微弱的光芒。这种发光性通常与细菌的代谢活动有关，是细菌在特定环境条件下的一种生理表现。

三、海洋细菌在海洋生态系统中的作用

海洋细菌在海洋生态系统中发挥着重要作用，它们参与物质循环、能量流动和生物地球化学循环过程等多个方面。具体来说，海洋细菌的作用主要体现在以下几个方面。

1. 降解有机物：海洋细菌能够降解海洋中的有机物，如蛋白质、糖类、脂肪等，将其转化为无机物（如二氧化碳、氮、磷等），参与海洋中的物质循环过程。

2. 参与生物地球化学循环过程：海洋细菌参与硫、铁、锰等元素的生物地球化学循环过程，对海洋环境的化学组成和性质产生重要影响。

3. 维持生态系统平衡：海洋细菌通过与其他生物的竞争、共生和捕食等关系，维持着海洋生态系统的平衡。

4. 产生生物活性物质：某些海洋细菌能够产生具有抗菌、抗病毒、抗肿瘤等生物活性的物质，对人类的健康和医药事业具有重要意义。

海洋细菌作为海洋微生物中的重要成员，具有形态多样、生理特性丰富和生态分布广泛等特点。它们在海洋生态系统中发挥着重要作用，参与着物质循环、能量流动和生物地球化学循环过程等多个方面。

第二节 海洋创伤弧菌感染

海洋创伤弧菌（*Vibrio vulnificus*）是一种栖息于温暖海水中的革兰阴性弧菌，因其所致的高致死率和快速进展的病情而被誉为"海洋中的无声杀手"。海洋创伤弧菌广泛分布于全球各大洋的近海、海湾及海底沉积物中，是海洋生物体表的常见菌群成员，也是人类感染性疾病的重要病原体之一。

一、生物学特性

海洋创伤弧菌是一种嗜盐性革兰阴性弧菌，形态上略呈弯曲状，大小为 $0.7\mu m \times (2 \sim 3)\mu m$。其营养要求一般，最适生长温度为30℃，在37℃下能良好生长。该菌在无 NaCl 及超过 8%NaCl 的培养基中不生长，但在含 0.5%~3.0%NaCl 的蛋白胨水中生长良好，尤以含 6%NaCl 的蛋白胨水为最佳。这种特性使得海洋创伤弧菌能够在高盐度的海洋环境中生存并繁殖。

二、感染途径

海洋创伤弧菌的感染途径主要有两种：一是经口摄入未完全煮熟或生的贝类海产品（如生蚝、牡蛎等），二是破损的皮肤接触海水或被海产品刺伤。前者主要导致肠胃炎、蜂窝织炎和败血症，后者则可能引发严重的肌炎、肌膜炎和坏疽。值得注意的是，在处理生鲜海产品时，轻微的皮肤划伤也可能成为细菌侵入的门户。

三、临床表现

感染海洋创伤弧菌后，往往起病急骤且发展迅速。患者通常在感染后48小时内出现红肿疼痛、溃烂、休克等症状，并迅速进展为多器官衰竭。经口感染的患者可能会出现呕吐、腹泻、腹痛等肠胃炎症状，随后发展为败血症和休克；而经皮肤感染的患者则可能直接出现局部组织坏死、肌炎和肌膜炎，严重时甚至需要截肢。若不及时治疗，患者很可能在短时间内死亡。

四、易感人群

虽然健康人群并不容易感染海洋创伤弧菌，但某些特定人群却具有较高的风险，包括酗酒者，患有肝病（尤其是酒精性肝硬化）、遗传性血色病、糖尿病、风湿性关节炎、慢性肾衰竭和淋巴瘤等免疫力低下者。此外，长期暴露于海洋环境的人群（如渔民、潜水作业人员等）也具有较高的感染风险。值得注意的是，慢性肝病患者，尤其是酒精性肝病患者更容易感染海洋创伤弧菌，其死亡率也相对较高。

五、预防措施

鉴于海洋创伤弧菌的高致死率和快速进展的病情，预防工作显得尤为重要。以下是一些有效的预防措施。

1. 避免生食海产品：特别是肝病患者、免疫缺陷者及酗酒者切勿生食贝类海产品。应将海产品彻底洗净、煮熟后再食用，特别是贝类海产品如生蚝等，应煮至贝壳打开后 5 分钟以上。

2. 处理海产品时戴手套：在处理生的海产品时，应戴上厚的橡胶手套以防止被刺伤。一旦被海产品刺伤，应立即用清水冲洗伤口并用酒精或碘酒消毒杀菌。

3. 避免有伤口或者免疫力低下时接触海水：身体有伤口或者免疫力低下时，应避免下海游泳或接触海水。

4. 妥善存放和处理海产品：将熟食和生的海产品分开处理以防止交叉污染。同时，在处理完海产品后应及时洗手并清洁厨房用具。

5. 提高公众意识：加强对海洋创伤弧菌危害性的宣传教育，提高公众对其危害性的认识。特别是对于高风险人群如渔民、潜水作业人员等，应定期进行健康检查和教育培训。

六、治疗与预后

一旦感染海洋创伤弧菌，应立即就医并接受抗菌药物治疗。常用的抗菌药物包括第三代头孢菌素、喹诺酮类等。若患者出现严重的局部组织坏死或脓毒症等症状，可能需要手术清创或截肢以控制病情发展。尽管海洋创伤弧菌的致死率较高，但经过及时有效的治疗预后仍然较好。

第三节 海洋分枝杆菌感染

海洋分枝杆菌（*Mycobacterium marinum*）是一种广泛存在于海水和淡水中的细菌，因其独特的感染特性与潜在的危害性，成为公共卫生及临床医学领域关注的重点。

一、生物学特性

海洋分枝杆菌属于分枝杆菌属，与结核分枝杆菌具有同源性，但其生态位主要限于水生环境。该菌在 28~32℃ 的水温下最为活跃，超过 37℃ 则较难生存，这一特性决定了其感染人体的特定模式——通常只会在人体较冷的部位（如四肢）的筋膜蔓延，而不会入侵温度较高的器官。

二、感染途径

海洋分枝杆菌主要通过破损的皮肤进入人体，特别是在处理海产品如鱼类、虾蟹等时，不慎被刺伤或划伤的情况下容易发生感染。此外，饲养或接触受感染的海洋生物（如鱼类、海豚等）的水族箱也是感染的高发场所。海洋分枝杆菌感染在热带和亚热带地区更为普遍，与人们频繁接触海水及海产品密切相关。

三、临床表现

海洋分枝杆菌感染的临床表现多样，但主要集中在皮肤及其周围组织。感染初期，患者可能出现局部红肿、疼痛不明显的肿块或肉芽肿，容易被忽视或误诊为其他皮肤疾病。随着病情的进展，感染部位可能出现溃疡、瘢痕、红色斑块等，严重时甚至可能导致化脓性关节炎、骨髓炎等严重并发症。特别是在免疫力低下的患者中，感染可能迅速扩散，引发菌血症等全身性感染，危及生命。

四、诊断

海洋分枝杆菌感染的诊断需要综合考虑患者的病史、临床表现及实验室检查结果。病史询问中应特别关注患者是否有与海水、海产品接触的历史，尤其是否有皮肤破损的经历。临床表现上，应仔细观察感染部位的特点，如丘疹、溃疡、瘢痕等。实验室检查方面，可通过皮损组织的细菌培养、分子生物学检测（如 PCR、基因测序）等方法来确诊。特别是 PCR 技术和基因测序技术的应用，极大地提高了诊断的准确性和灵敏度。

五、治疗

海洋分枝杆菌感染的治疗需根据病情严重程度和个体差异制订个性化方案。一般来说，治疗策略包括局部治疗、系统治疗及支持性治疗等方面。

1. 局部治疗：主要包括伤口的清洁、消毒和引流。对于轻度感染患者，可采用热敷、涂抹抗菌药物（如莫匹罗星软膏、红霉素软膏等）等方法促进炎症消退。对于严重感染患者，如出现脓肿或溃疡等情况，需进行手术清创和引流，以去除坏死组织和细菌。

2. 系统治疗：是海洋分枝杆菌感染治疗的关键。对于大多数患者，需口服或静脉注射抗分枝杆菌药物。常用的药物包括利福平、乙胺丁醇等。这些药物能够有效抑制海洋分枝杆菌的生长和繁殖，促进感染的控制和身体恢复。然而，由于海洋分枝杆菌的耐药性问题日益突出，在治疗过程中需密切监测患者的病情变化及药物反应，及时调整治疗方案。

3. 支持性治疗：主要包括加强营养支持、改善免疫功能等措施。对于免疫力低下的患者，需加强免疫调节治疗，以提高机体对病原体的抵抗能力。同时，还需注意患者的心理状态变化，给予必要的心理支持和疏导。

六、预防措施

预防海洋分枝杆菌感染的关键在于减少与受感染的海水、海产品的接触机会。在处理海产品时，应佩戴手套等防护用品，避免皮肤破损。对于从事与海洋生物相关职业的人群，应加强职业防护和健康监测。此外，对于已感染的患者，应积极治疗并避免将病原体传播给他人。

海洋分枝杆菌感染作为一种机会性感染疾病，其临床表现多样且复杂，给诊断和治疗带来一定挑战。提高对此类感染的认识和了解，加强预防措施的落实及及时有效的治疗策略的制订和实施，可以有效控制和减少海洋分枝杆菌感染的发生和流行。

第四节 溶血性链球菌感染

溶血性链球菌（*Streptococcus hemolyticus*）是一种革兰阳性球菌，广泛存在于自然界的水、空气、尘埃及健康人和动物的口腔、鼻腔、咽喉中。其致病性强，常引起多种严重疾病，包括皮肤感染、呼吸道感染、猩红热、肾小球肾炎等。

一、生物学特性

溶血性链球菌呈球形或椭圆形，直径 $0.6\sim1.0\mu m$，呈链状排列，长短不一，可由 4~30 个菌细胞组成。该菌不形成芽孢，无鞭毛，易被普通的碱性染料着色，革兰阳性，在老龄培养或被中性粒细胞吞噬后可转为革兰阴性。溶血性链球菌能产生多种外毒素，如溶血素 O、溶血素 S 等，这些毒素可直接破坏红细胞膜，引起溶血现象，并导致炎症反应和免疫应答加剧。

溶血性链球菌的致病性与其产生的毒素及其侵袭性酶密切相关。溶血素 O 和溶血素 S 是主要的毒素，溶血素 O 具有抗原性，而溶血素 S 分子量较小、无抗原性。此外，致热外毒素（红疹毒素或猩红热毒素）会引起局部或全身红疹、发热、疼痛等症状。透明质酸酶和链激酶等侵袭性酶则能增强细菌的侵袭力和在组织中的扩散能力。

二、感染途径

溶血性链球菌在自然界中分布广泛，可通过直接接触、空气飞沫传播或通过皮肤、黏膜伤口感染。海洋创伤后溶血性链球菌感染主要发生在伤口暴露于含有该菌的海水中时，尤其是当伤口较深或污染严重时。此外，被污染的海产品如牡蛎等也可能成为感染源，通过经口途径感染人体。

三、临床表现

海洋创伤后溶血性链球菌感染的临床表现多样，取决于感染部位和严重程度。患者可能出现发热、头痛、乏力、肌肉酸痛等全身感染症状，以及局部淋巴结肿大、化脓等症状。伤口感染时，可能会出现局部红肿、疼痛、渗出物增多，甚至形成溃疡和坏死。若感染扩散至血液，可能会引起败血症，表现为高热、寒战、低血压、休克等严重症状。此外，溶血性链球菌感染还可能引起皮肤苍白、黄疸、尿色加深等血液系统受累的表现。

四、诊断

海洋创伤后溶血性链球菌感染的诊断通常包括病史询问、体格检查、实验室检查及病原学检测。实验室检查主要包括血常规、C反应蛋白、红细胞沉降率等，以评估感染程度和炎症反应。血常规常显示白细胞计数增高，以中性粒细胞为主。C反应蛋白水平升高。病原学检测则通过采集伤口分泌物、咽拭子、血液等标本进行培养鉴定，以分离出致病菌。此外，还可进行血清学检测，检测特异性抗体以辅助诊断。

五、治疗

海洋创伤后溶血性链球菌感染的治疗关键在于及时使用有效的抗生素。首选抗生素为青霉素G，因其对溶血性链球菌具有强大的杀菌作用。对于青霉素过敏的患者，可选用阿莫西林克拉维酸钾、头孢曲松钠等其他敏感抗生素。危重患者需住院治疗，密切监测病情变化，并根据病情调整治疗方案。同时，应保持伤口清洁干燥，定期更换敷料，以促进伤口愈合。

六、预防

预防海洋创伤后溶血性链球菌感染的关键在于避免伤口接触受污染的海水或海洋生物。对于从事海上作业或进行游泳等水上活动的人群，应做好个人防护，如穿戴防护服、手套等。受伤后应及时清洗伤口，并使用消毒剂进行消毒处理。此外，避免食用未煮熟的海产品，以防止经口途径感染。

第十二章　海洋创伤的远程医疗与转运

航海活动承载着人类探索未知、贸易交流、资源开发等多重使命。然而，高风险的海洋环境也使得船舶及作业人员面临诸多潜在危险，其中海洋创伤作为一类突发事件，其紧急救治与转运的效率和质量直接关系患者的生命安全与健康恢复。

第一节　海上急救通信系统

海上急救通信系统作为保障航海安全、提升海上救援效率的重要技术手段，其发展历程经历了从原始的人工信号到现代高科技的自动化系统的显著变化。

一、历史背景

（一）早期发展阶段

海上通信的历史可以追溯到19世纪初，当时的主要通信手段依赖于传统的视觉信号和声音信号，如旗帜、信号灯和号角等。这些通信手段简单，在恶劣天气和远距离通信中显得力不从心。直到无线电技术的发明，才为海上通信带来了革命性的变化。

1837年，美国科学家塞缪尔·莫尔斯（Samuel Morse）发明了第一台电磁式电报机，并编制了莫尔斯电码。这一技术的出现为远距离通信提供了可能。1906年，在第一次国际无线电会议上，29个国家决定采用莫尔斯电码中的"S、O、S"三个代码作为海上遇险呼救信号。这一信号因其独特性、抗干扰性和易识别性，迅速在全球范围内得到普及和应用。

（二）中期发展阶段

20世纪中叶，随着电子技术的快速发展，海上通信系统逐渐从简单的无线电通信向数字化、自动化方向发展。1979年，国际海事组织（International Maritime Organization，IMO）提出了建立全球海上遇险与安全系统（Global Maritime Distress and Safety System，GMDSS）的构想，旨在通过卫星、计算机和数字通信等新技术，提高海上急救通信的实时性和准确性。

GMDSS主要包括卫星通信、短波通信、中波通信、高频通信和遇险安全无线电示位标等多种通信手段。这些手段相互配合，形成了一个覆盖全球、多层次的通信网络，能够确保遇险船舶在任何时刻和地点都能发出求救信号，并得到及时的救援响应。

二、关键技术突破

（一）无线电通信技术

无线电通信技术是海上急救通信系统的核心技术之一。从最初的电磁式电报机到现代的卫星电话和无线电数据终端，无线电通信技术经历了从模拟到数字、从低频到高频、从单一频段到多频段的发展过程。这些技术突破极大地提高了海上急救通信系统的可靠性和稳定性，使得遇险船舶能够更加及时地发出求救信号。

（二）卫星通信技术

卫星通信技术的出现为海上急救通信系统带来了质的飞跃。通过卫星中继，海上船舶可以实现与全球范围内的救援机构进行实时通信，无论船舶位于何处，只要卫星信号覆盖得到，就能够确保通信的畅通无阻。同时，卫星通信技术还具备通信距离远、通信容量大、通信质量高等优点，成为现代海上急救通信系统中不可或缺的一部分。

（三）数字化与自动化技术

随着计算机技术和数字化技术的快速发展，海上急救通信系统逐渐实现了数字化和自动化。数字化技术使得通信信号更加稳定、可靠，且易于处理和分析；自动化技术则能够自动监测和报警，及时发现并处理潜在的安全隐患。这些技术的应用大大提高了海上急救通信系统的效率和准确性，为海上救援工作提供了更加有力的支持。

三、系统发展及应用现状

近年来，随着海洋经济的不断发展和海上活动的增加，海上急救通信系统也在不断发展和完善。一方面，新的通信技术和设备不断涌现，如低轨卫星通信网络、自由空间无线光通信网络等，这些新技术和设备为海上急救通信系统提供了更加高效、可靠的通信手段；另一方面，各国政府和国际组织也在不断加强合作与交流，共同推动海上急救通信系统的发展和完善。

目前，海上急救通信系统已经广泛应用于全球范围内的航海活动中。无论是商船、军舰还是渔船等不同类型的船舶，都配备了相应的急救通信设备。这些设备能够在船舶遇险时及时发出求救信号，并引导救援机构迅速到达现场进行救援。同时，随着智能化技术的发展和应用，海上急救通信系统还具备了自动识别、自动报警和自动跟踪等功能，进一步提高了海上救援的效率和成功率。

四、发展趋势

（一）更加智能化与自动化

随着人工智能技术的不断发展和应用，海上急救通信系统将更加智能化和自动化。通过引入智能算法和数据分析技术，系统能够自动识别和处理海上险情，并引导救援机构迅速响应和处置。

（二）多手段融合

未来的海上急救通信系统将更加注重多手段融合的发展。通过整合卫星通信、短波通信、中波通信、高频通信等多种通信手段的优势资源，形成一个覆盖全球、多层次的通信网络体系，确保在任何时刻和地点都能够实现通信畅通无阻。

（三）网络化与协同化

未来的海上急救通信系统将更加注重网络化与协同化的发展。通过构建基于互联网和物联网技术的海上急救通信网络平台，实现各类通信设备和系统之间的互联互通和协同工作，提高海上急救通信的效率和准确性。

（四）绿色化与低功耗

随着环保意识的不断提高和能源问题的日益突出，未来的海上急救通信系统将更加注重绿色化和低功耗的发展。通过采用新型材料和节能技术降低设备能耗和碳排放量，实现可持续发展。

海上急救通信系统作为保障航海安全、提升海上救援效率的重要技术手段之一，其发展历程经历了从原始的人工信号到现代高科技的自动化系统的显著变化。随着技术的不断进步和应用需求的不断增加，海上急救通信系统将继续向智能化与自动化、多手段融合、网络化与协同化、绿色化与低功耗等方向发展，为全球范围内的航海活动提供更加高效、可靠和安全的通信保障。

第二节　卫星通信与海上救援

当前，海上作业与航海活动日益频繁，随之而来的海洋创伤事件也时有发生。面对海上的紧急医疗状况与救援需求，高效、可靠的通信手段成为连接生命与希望的桥梁。海上急救卫星通信技术作为现代海上救援体系的重要组成部分，以其覆盖范围广、传输速度快、稳定性强等特点，在海上急救与救援中发挥着不可替代的作用。

一、主要技术

海上急救卫星通信技术指利用卫星作为中继站，实现海上与陆地之间或海上不同位置之间的无线通信。该技术突破了传统无线电通信在距离、地形、天气等方面的限制，为海上急救与救援提供了强有力的信息支持。海上急救卫星通信技术主要包括卫星电话、卫星数据通信、卫星图像传输等多种形式，能够满足不同场景下的通信需求。

（一）卫星电话

作为基本的卫星通信方式，卫星电话允许用户在任何地点、任何时间通过卫星网络进行语音通话，是海上急救通信的首选工具。其工作原理是通过卫星中继站将用户的语音信号传输至地面站，再由地面站转接到公共电话网或专用通信网络，实现全球范围内的通话。

（二）卫星数据通信

除了语音通信，卫星数据通信还能传输文本、图像、视频等多种类型的数据，为海上急救与救援提供更加丰富的信息支持。例如，通过卫星传输的医疗影像资料可以远程帮助医疗专家进行初步诊断，指导现场救援人员采取正确的急救措施。

（三）卫星图像传输

在海上救援行动中，卫星图像传输技术能够实时获取并传输事发海域的卫星图像，为救援指挥提供直观的地理信息和海况分析，有助于制订更加精准的救援方案。

二、系统构建

一个高效的海上急救卫星通信系统需要综合考虑多个方面，包括卫星网络、通信设备、通信协议及应急通信预案等。

（一）卫星网络

根据海上作业区域、通信需求及成本预算等因素，选择合适的卫星网络至关重要。目前，国际海事卫星组织（Inmarsat）、铱星（Iridium）等商业卫星通信系统在全球范围内提供了广泛的服务覆盖和稳定的通信质量。

（二）通信设备

海上急救卫星通信设备应具备良好的防水、防尘、抗震等性能，以适应恶劣的海洋环境。同时，设备应支持多种通信方式，以满足不同场景下的通信需求，例如配备卫星电话、卫星数据终端、卫星图像接收设备等。

（三）通信协议

为确保海上急救卫星通信的顺畅进行，需要制订统一的通信协议和操作规程。这包括通信频率的选择、信号编码与解码方式、数据传输格式等，以确保不同设备之间能够相互兼容、顺畅通信。

（四）应急通信预案

针对可能发生的海上紧急事件，制订详细的应急通信预案至关重要。预案应包括通信设备的快速启动流程、通信网络的应急切换方案、通信内容的规范记录等，以确保在紧急情况下能够迅速、准确地传递信息。

三、应用

在海上救援行动中，卫星通信技术扮演着至关重要的角色。它使得救援指挥中心能够实时获取关键信息，包括事发海域的地理位置、海况、遇险人员状况等，能为制订救援方案提供强有力的支持。

（一）遇险报警与定位

在海上紧急事件发生时，遇险人员可以通过卫星电话或其他通信设备向救援指挥中心发出报警信号，并提供精确的位置信息。救援指挥中心依据这些信息快速定位遇险地点，及时启动救援行动。

（二）远程医疗指导

在救援人员到达现场前，医疗专家可以利用卫星数据通信系统与现场救援人员进行实时视频通话，了解患者的病情和现场状况，提供初步的急救指导和建议。这有助于减轻患者痛苦、稳定伤情，为后续救治争取宝贵时间。

（三）救援资源调度

通过卫星通信系统，救援指挥中心能够实时监控救援资源的分布情况，包括救援船舶、直升机、医疗队伍等。根据救援需求和现场状况，救援指挥中心可以迅速调配合适的救援资源前往事发海域，确保救援行动的顺利进行。

（四）现场监控与指挥

在救援行动中，卫星图像传输技术能够实时传输事发海域的卫星图像和现场视频画面，为救援指挥中心提供直观的监控和指挥依据。救援指挥中心可以根据现场情况及时调整救援方案、优化救援力量配置，确保救援行动的高效性和安全性。

四、发展趋势与展望

随着科技的不断进步，海上急救卫星通信技术将迎来新的突破和创新。未来，我们预见以下几个方面的发展。

1. 更高性能的卫星网络：随着卫星制造和发射技术的发展，未来的卫星网络将具备更高的传输速率、更低的延迟和更强的抗干扰能力，为海上急救与救援提供更加稳定、高效的通信支持。

2. 智能化通信设备：未来的海上急救卫星通信设备将更加智能化、便携化。集成更多先进传感器和人工智能技术，能够自动识别环境参数、优化通信性能，并提供智能化的辅助决策支持。

3. 融合通信技术：未来的海上急救卫星通信将更加注重与其他通信技术的融合应用，如将卫星通信与5G、物联网等新技术相结合，实现海上通信的全方位覆盖和无缝衔接，为海上急救与救援提供更加灵活、多样的通信选择。

4. 标准化与规范化：随着海上急救卫星通信技术的广泛应用，制订统一的标准和规范将成为未来的重要趋势。这将有助于提升通信设备的兼容性和互操作性，降低通信成本并提高通信效率。

第三节　远程医疗指导

随着信息技术的飞速发展，远程医疗指导作为一种创新的医疗服务模式，正逐步在海洋创伤救治领域展现出独特的价值和潜力。

海洋创伤发生地点远离陆地医疗机构，往往伴随着救援难度大、时间紧迫等问题。传统医疗模式下，海洋创伤患者需经过长时间转运至陆地医院后才能得到专业治疗，这大大增加了患者的生命风险。远程医疗指导的引入，为这一困境提供了新的解决方案。

一、定义

远程医疗指导指利用现代通信技术（如互联网、卫星通信、移动通信等），将患者与远程医疗机构的专业医疗团队连接起来，实现远程的病情评估、诊断建议、治疗方案制订及后续随访等医疗服务。

二、优势

1. 即时性：可迅速建立医患联系，缩短响应时间，为患者争取宝贵的救治时间。
2. 专业性：患者能直接获得专业医疗团队的指导和建议，提高诊疗质量。
3. 灵活性：不受地域限制，尤其适用于海洋等偏远地区。

4. 资源优化：合理调配医疗资源，减轻陆地医疗机构的压力。

三、具体实施

（一）紧急响应与初步评估

当海洋创伤事件发生时，首先通过卫星电话或移动通信设备建立紧急联系，由远程医疗团队进行初步病情评估。评估内容包括患者的生命体征、创伤类型、伤势程度及周围环境条件等，为后续治疗方案的制订提供依据。

（二）远程指导与治疗方案制订

根据初步评估结果，远程医疗团队通过视频通话、图片传输等方式，对现场救援人员进行详细指导，包括伤口处理、止血、抗休克治疗、CPR等紧急处理措施。同时，根据患者的具体情况，制订初步治疗方案，包括药物治疗、手术治疗指征及转运计划等。

（三）持续监测与后续随访

在患者转运过程中，远程医疗团队保持与现场救援人员的密切联系，持续监测患者的病情变化，并根据需要调整治疗方案。患者到达陆地医疗机构后，远程医疗团队还会参与后续治疗计划的制订和随访工作，确保治疗的连续性和有效性。

四、技术保障与人员培训

（一）技术保障

建立健全的远程医疗通信系统，确保通信稳定、数据传输快速准确。同时，应开发适用于海洋环境的专用医疗设备，如便携式生命体征监测仪、远程医疗会诊系统等，以提高远程医疗指导的效率和准确性。

（二）人员培训

加强对海上作业人员及救援人员的医疗急救知识培训，提高其自救互救能力。同时，对远程医疗团队进行专业培训，使其熟悉海洋创伤的特点及救治流程，提高远程医疗指导的专业性和针对性。

远程医疗指导在海洋创伤救治中的应用，不仅能够有效缩短救援时间、提高救治成功率,而且能在一定程度上缓解陆地医疗资源的紧张状况。随着技术的不断进步和应用场景的不断拓展,远程医疗指导将在海洋医疗救援领域发挥更加重要的作用。一个高效、便捷的海洋医疗救援体系的形成,能为海洋作业人员的生命安全提供更加坚实的保障。

第四节 海上医疗平台

海上医疗平台是保障海上作业人员生命安全与健康的关键基础设施,其发展历史充满了挑战与机遇。

一、起源与早期发展

海上医疗平台的起源可以追溯到20世纪初期,随着航海技术的进步和远洋贸易的兴盛,海上航行安全逐渐受到重视。早期海上医疗服务主要依赖随船医生和有限的医疗设备,应对突发医疗事件的能力有限。随着医疗技术的发展和海事法规的完善,各国开始逐步建立海上医疗救援体系,为海上作业人员提供基本的医疗保障。

二、技术革新

进入21世纪,信息技术和远程医疗技术的快速发展极大地推动了海上医疗平台的现代化。远程医疗技术使得海上作业人员能够及时获得专业的远程医疗指导服务,而先进的通信设备和卫星网络则确保了信息的快速传输和资源的有效调配。同时,无人机、无人船等新型载具的引入也为海上医疗救援提供了新的解决方案。

三、海上远程医疗援助系统

随着全球海上远程医疗援助服务的兴起,海上医疗平台开始构建基于远程通信技术的医疗援助系统。这些系统通过卫星、互联网等通信手段,将海上医疗资源与陆地医疗机构紧密相连,实现远程会诊、医疗指导、紧急救援等功能。例如,VIKAND、MedAire、Global Doctor等海上远程医疗援助服务提供商,凭借其先进的技术和丰富的经验,为全球范围内的海上作业人员提供高效、专业的医疗服务。

为了进一步提升海上医疗服务水平，各国政府和相关机构纷纷建立海上医疗服务平台。这些平台集医疗咨询、紧急救援、健康管理等功能于一体，为海上作业人员提供全方位、全时段的医疗保障。例如，"海上名医"作为上海报业集团旗下的医疗健康科技平台，自2014年创办以来，始终致力于内容科技创新，打造权威、有公信力的医疗健康科普传播平台。该平台不仅汇聚了众多名医专家，还开发了智慧健康云服务系统，为海上作业人员提供便捷、高效的医疗服务。

四、跨国合作与资源整合

随着全球化进程的加速，海上医疗平台的国际化合作日益密切。各国政府、相关机构、国际组织等通过签订合作协议、建立联合救援机制等方式，实现资源共享、优势互补。例如，"海上名医"与上海市卫健委、健康报等单位共同打造"健康中国新媒体平台战略合作"，成为健康中国新媒体平台工作委员会首批成员单位，运营"健康中国－上海站"。这种跨国合作不仅提升了海上医疗服务的整体水平，还促进了医疗技术的国际交流和传播。

面对未来海上医疗服务的巨大需求，各国政府和相关机构纷纷制定战略规划，加强海上医疗平台的建设和布局。一方面，通过加大投入、提升技术水平、完善服务体系等方式，不断提升海上医疗服务的质量和效率；另一方面，积极拓展国际市场，参与全球海上医疗救援和医疗服务合作，共同构建全球海上医疗救援网络。例如，中国医疗企业如迈瑞医疗、联影医疗等通过收购、合作等方式积极布局海外市场，提升国际竞争力。

五、未来趋势与挑战

未来海上医疗平台的发展将更加注重技术创新和智能化发展。随着人工智能、大数据、物联网等技术的不断成熟和广泛应用，海上医疗平台将实现更加精准、高效的医疗服务。例如，通过人工智能技术实现医疗影像的自动识别和分析、通过大数据技术进行疾病预测和健康管理、通过物联网技术实现医疗设备的远程监控和管理等。这些技术的应用将极大地提升海上医疗服务的智能化水平和整体效能。

随着海上医疗服务的不断发展和普及，相关法规和标准的制定和完善也将成为未来发展的重要方向。各国政府和国际组织将加强合作，共同制定国际通行的海上医疗服务标准和规范，确保海上医疗服务的质量和安全。同时，加强对海上医疗服务的监管和评估，及时发现和解决问题，保障海上作业人员的生命安全和健康权益。

从早期的随船医生到现代化的海上远程医疗援助系统和服务平台，海上医疗平台在技术创新、国际化合作、智能化发展等方面取得了显著成就。随着技术的不断进步和全球合作的加强，海上医疗平台将继续发挥重要作用，为海上作业人员提供更加高效、专业的医疗服务。

第五节　海上医院船与直升机救援体系

在浩瀚的海洋中，突发性创伤事件如同潜藏在深海的暗流，时刻威胁着海上作业人员的生命安全。面对这一挑战，海上医院船和直升机救援体系作为现代海洋医疗救援的关键组成部分，其高效、专业的运作对于降低海洋创伤的致死率和致残率具有极其重要的价值。

一、海上医院船：浮动的海洋医疗堡垒

（一）设计与功能定位

海上医院船是一种集合了医疗救治、紧急救援、远程医疗支持等功能的特殊船舶。其设计充分考虑了海上作业的特殊需求和海洋环境的复杂性。船舶需具备出色的适航性、稳定性和抗风浪能力，以确保在各种恶劣海况下都能安全航行并执行救援任务。船上配备了先进的医疗设备、手术室、重症监护室、药房及实验室等，能够提供从初步急救到高级生命支持的全方位医疗服务。

（二）医疗团队与资源配置

海上医院船的医疗团队由多学科专家组成，包括外科医生、内科医生、急诊科医生、麻醉师、护士及医疗技术人员等，他们经过严格的专业培训和实战演练，具备处理各类海洋创伤的能力。此外，船上还储备了充足的药品、血液制品及医疗耗材，以应对大规模伤亡事件的救治需求。

（三）应急响应与救援流程

一旦接到救援指令，海上医院船将迅速启动应急响应机制，根据事故现场情况制订救援方案，并派遣直升机或小型快艇前往事发地点进行患者转运。转

运过程中，船上医疗团队通过远程医疗系统与现场救援人员保持密切联系，指导初步救治工作，确保患者在转运前得到及时有效的处理。患者抵达医院船后，将立即按照既定的救治流程进行分诊、治疗和转运至陆地医疗机构，实现无缝对接。

二、直升机救援：速度与生命的竞赛

（一）直升机救援的优势

直升机救援以其快速、灵活的特点，在海洋创伤救援中发挥着不可替代的作用。直升机不受海况限制，能够在短时间内到达远离海岸的事故现场，为患者赢得宝贵的救治时间。此外，直升机还具备空中悬停、垂直起降等能力，便于在复杂地形和恶劣海况下进行患者转运。

（二）技术装备与人员配置

直升机救援队伍通常配备先进的搜救雷达、夜视仪、救生绞车等装备，以及专业的飞行员、救援队员和医疗人员。他们经过严格的专业培训，具备在复杂环境下执行救援任务的能力。医疗人员携带便携式医疗设备，如 AED、呼吸机、止血带等，以便在转运过程中对患者进行初步救治和生命支持。

（三）协同作战与信息共享

直升机救援与海上医院船之间建立了紧密的协同作战机制，通过卫星通信、无线电通信等手段，实现信息共享和实时指挥。在救援过程中，直升机与医院船保持密切联系，根据患者的情况和救治需求调整救援策略，确保救援行动的高效、有序进行。

海上医院船与直升机救援作为海洋创伤学的重要组成部分，其高效、专业的运作机制为海上救援行动提供了强有力的支持。随着科技的进步和海洋医疗救援体系的不断完善，海洋创伤的致死率与致残率将进一步降低，为海上作业人员的生命安全提供更加坚实的保障。同时，也应继续加强国际合作与交流，共同推动海洋医疗救援事业的发展与进步。

第六节　海上患者转运过程中的病情监测与治疗

在海上救援行动中，迅速而有效的病情监测与治疗是保障患者生命安全、减少伤残率的关键环节。海上医疗救援面临着复杂多变的挑战，包括高盐度、高湿度、温度波动，以及长时间的转运过程等。因此，一套科学、系统、高效的病情监测与治疗方案，对于提升海上救援水平具有重要意义。

一、海上救援转运的特点

1. 环境复杂多变：海洋环境恶劣，风浪大、温度低、湿度高，且存在海水浸泡、盐腐蚀等特殊情况，对患者病情和救援设备均构成严重威胁。

2. 转运时间长：从救援现场转运到医院船或陆地医院，往往需要数小时至数天，转运过程中患者病情可能发生变化，需要持续监测和及时调整治疗方案。

3. 医疗资源有限：海上医疗平台（如医院船、直升机等）的医疗资源相对有限，包括药品、器械、医护人员等，要求救援团队必须高效利用资源，实施精准治疗。

二、病情监测策略

1. 初步评估：救援人员到达现场后，应立即对患者进行初步评估，包括生命体征（呼吸、脉搏、血压、体温）、意识状态、创伤部位及程度等，以判断伤情的紧急程度和优先处理顺序。

2. 持续监测：在转运过程中，应利用便携式医疗监测设备对患者进行持续监测，包括心电图、血氧饱和度、血压、体温等关键指标，及时发现病情变化并采取措施。

3. 特殊检查：对于怀疑有颅内出血、气胸、腹腔器官损伤等严重并发症的患者，应尽快进行必要的影像学检查（如 X 线、CT 等检查），以明确诊断并指导治疗。

三、治疗策略

1. 复温治疗：对于海水浸泡导致低温症的患者，应立即进行复温治疗，包括去除湿衣物、包裹保温毯、使用加温液体等，以迅速恢复体温，减少并发症的发生。

2. 伤口处理：对开放性伤口进行彻底清创，去除异物和坏死组织，使用抗生素预防感染。对于海水浸泡的伤口，需特别注意海水中的高盐度和微生物污染问题，必要时可使用低渗盐溶液进行冲洗。

3. 补液治疗：根据患者的失液量和电解质平衡情况，合理补充液体和电解质，纠正脱水和高渗状态。对于严重烧伤或创伤性休克的患者，可采用高渗盐溶液或等渗盐溶液进行快速补液治疗。

4. 药物治疗：根据患者的病情需要，合理使用镇痛、止血、抗休克、抗感染等药物，以缓解症状、控制病情发展。同时，注意药物的配伍禁忌和不良反应监测。

5. 心理干预：海上救援过程中，患者往往会经历剧烈的心理冲击和恐慌情绪。因此，在病情稳定后，应及时进行心理干预和疏导，帮助患者恢复心理健康。

四、特殊病情的处理

1. 颅脑损伤：对于颅脑损伤的患者，应尽快进行 CT 或 MRI 检查以明确诊断。在治疗过程中，需密切关注颅压变化和神经系统症状，及时采取降颅压、保护脑组织等措施。

2. 胸部创伤与腹部创伤：胸部创伤与腹部创伤常伴有多器官损伤和大量出血。在转运过程中，应密切监测患者的生命体征和血流动力学变化，及时采取止血、抗休克等措施。对于需要手术治疗的患者，应尽快安排手术时间并做好术前准备。

3. 烧伤合并海水浸泡：烧伤合并海水浸泡的患者病情复杂多变，需综合考虑烧伤程度和海水浸泡对机体的影响。在治疗过程中，需采取加强创面处理、预防感染和纠正电解质失衡等措施。

海上救援转运过程中的病情检测与治疗是一项复杂而艰巨的任务。通过制订科学、系统、高效的病情检测与治疗方案，并结合实际情况灵活调整策略，可以最大限度地保障患者的生命安全和降低伤残率。

第十二章　海洋创伤的远程医疗与转运

第七节　海上医疗救援的国际合作

随着全球化的不断深入，海洋活动日益频繁，涵盖国际航运、渔业、海洋科考、海上旅游及海上能源开发等多个领域。这些活动在推动经济繁荣的同时，也使得海上医疗救援的需求日益增长。面对辽阔的海域、变幻莫测的海洋环境以及紧急的医疗状况，单靠一个国家的力量往往难以迅速、有效地实施救援。因此，加强海上医疗救援的国际合作，构建一个高效、协同的国际救援体系，已经成为全球范围内的共识。

一、海上医疗救援国际合作的必要性

1. 海难事故频发，救援难度大：海洋环境复杂多变，海难事故如船舶碰撞、触礁、沉没、火灾及恶劣天气导致的灾难性事件时有发生，造成人员伤亡严重。由于事发地点往往远离陆地，通信不畅，救援力量难以迅速到达，救援难度极大。

2. 跨国界救援需求增加：随着国际贸易和人员往来的增加，跨国航行成为常态，海难事故也往往涉及多个国家。在此情况下，单靠一国救援力量往往难以满足需求，国际合作成为必然选择。

3. 资源共享，优势互补：各国在海上医疗救援方面的资源、技术、经验等存在差异，通过国际合作可以实现资源共享、优势互补，提高整体救援效率和水平。

二、海上医疗救援国际合作的现状

1. 国际协议与机制：国际海事组织（International Maritime Organization，IMO）、世界卫生组织（World Health Organization，WHO）等国际组织制定了一系列关于海上医疗救援的国际协议和标准，如《国际海上人命安全公约》（International Convention for Safety of Life at Sea，SOLAS）、《国际海上搜寻救助公约》（International Convention on Maritime Search and Rescue）等，为国际合作提供了法律基础和框架。

2. 区域合作网络：世界各地建立了多个区域性的海上医疗救援合作网络，如地中海地区的"地中海海上紧急救援中心"（MRCC）、北欧国家的"北欧海

上搜救协调中心"(NRCC)等,这些网络通过信息共享、联合演练等方式加强了区域间合作。

3. 双边与多边合作:许多国家之间签订了双边或多边海上医疗救援合作协议,明确了合作原则、责任划分、通信联络、资源共享等具体事项,为实际救援行动提供了指导和保障。

三、海上医疗救援国际合作模式

1. 联合搜救行动:在接到海难报警后,相关国家根据协议或机制迅速启动联合搜救行动,派遣搜救船舶、飞机等救援力量前往事发海域,开展搜救、患者救治等工作。

2. 远程医疗指导:利用现代通信技术,如卫星电话、视频会议等,将陆地医疗资源与海上救援现场连接起来,为海上患者提供远程医疗指导、诊断和治疗建议。

3. 转运救治机制:在海上患者救治初步稳定后,需要将其转运至陆地医疗机构进行进一步治疗。国际合作机制应确保转运过程顺畅、高效,包括确定转运方案、协调医疗资源、安排接收医院等。

4. 培训与演练:定期组织国际海上医疗救援培训与演练活动,提高各国救援人员的专业技能和协同作战能力,为实际救援行动做好准备。

四、未来发展趋势

1. 加强信息化建设:利用大数据、云计算、人工智能等现代信息技术手段,提升海上医疗救援的信息化水平,实现救援信息的快速传递、精准分析和智能决策。

2. 拓展合作领域:在现有合作基础上,进一步拓展合作领域,如加强海上公共卫生事件的联合防控、推动海上医疗技术创新与合作等。

3. 构建人类命运共同体:面对全球性的海洋挑战和医疗救援需求,各国应秉持人类命运共同体理念,加强沟通与协作,共同构建高效、协同的海上医疗救援国际合作体系。

海上医疗救援的国际合作是应对海洋挑战、保障人类生命安全的重要途径。通过加强国际协议与机制建设、完善区域合作网络、深化双边与多边合作、创新合作模式及手段等措施,可以不断提升海上医疗救援的国际合作水平和整体效能。随着科技的进步和全球治理体系的不断完善,海上医疗救援的国际合作将迎来更加广阔的发展前景。

第八节 国际救援组织与合作机制

在海洋领域，自然灾害、海上事故及人为因素导致的创伤事件频发，对海洋环境、人类生命财产安全构成了严重威胁。构建高效、协同的国际救援组织与合作机制，成为海洋创伤学研究与实践中不可或缺的一环。

一、国际救援组织的角色

（一）紧急响应的先锋队

国际救援组织，如 IMO、联合国国际减灾战略（United Nations International Strategy for Disaster Reduction，UNISDR）、红十字会与红新月会国际联合会（International Federation of Red Cross and Red Crescent Societies，IFRC）等，在海洋创伤事件发生后，迅速启动应急响应机制，调配资源，组织专业救援队伍，成为第一时间抵达现场、开展初步救援的先锋队。

（二）信息共享的桥梁

国际救援组织通过建立跨国界的信息交流平台，实现海洋创伤事件的实时监测、预警及信息共享，确保各国救援力量能够及时了解灾情，做出科学决策，形成救援合力。

（三）协调合作的平台

国际救援组织还扮演着协调者的角色，通过制定统一的救援标准、流程和协调机制，促进各国救援力量之间的有效沟通与协作，避免重复劳动和资源浪费，提高救援效率。

二、国际救援合作机制的构建与运行

（一）多边合作框架的建立

基于《联合国海洋法公约》等国际法律文件，各国政府、国际组织及非政府组织共同推动建立多边合作框架，明确各自在海洋创伤救援中的责任、权利

与义务，为合作机制的构建提供法律基础。

（二）区域合作网络的构建

针对海洋创伤事件的区域性特点，各国在特定海域内建立区域合作网络，如地中海沿岸国家合作机制、太平洋岛国灾害管理合作框架等，通过共享资源、联合演练、互派专家等方式，加强区域内救援力量的协同作战能力。

（三）技术与资源支持的共享

国际救援合作机制还强调技术与资源的共享。各国救援组织通过技术交流、设备援助、资金捐赠等形式，提升整体救援能力。同时，利用卫星遥感、无人机侦察等现代科技手段，提高海洋创伤事件的监测与预警水平。

三、未来发展趋势与挑战

（一）深化国际合作，提升全球救援能力

随着全球化进程的加快，海洋创伤事件的跨国界影响日益凸显。未来，国际救援组织需进一步深化国际合作，加强政策对话、技术交流与能力建设，共同提升全球海洋创伤救援能力。

（二）强化科技创新，推动救援手段智能化

科技创新是推动海洋创伤救援事业发展的关键。未来应加大对海洋救援技术研发的投入，推动救援装备、监测预警系统、智能决策支持系统等领域的创新与应用，实现救援手段的智能化、精准化。

（三）应对气候变化挑战，提升救援适应性

气候变化导致的极端天气事件频发，对海洋创伤救援工作提出了更高要求。国际救援组织需密切关注气候变化趋势，加强风险评估与预警能力，提升救援队伍在复杂环境下的适应能力与韧性。

（四）加强公众教育与意识提升

公众教育与意识提升是预防海洋创伤事件发生的重要措施。国际救援组织应加强与媒体、教育机构的合作，开展形式多样的宣传教育活动，提高公众对海洋安全的认识与自我保护能力。

第九节 跨国救援案例分析

一、黄海海域的紧急救援——"乔治娜希望号"的英勇行动

2024年7月14日,一艘中国香港籍货船"乔治娜希望号"在黄海海域成功救援了一艘发生爆炸的韩国籍油船"KEOYOUNG DREAM 3"。这起事件不仅展示了中国船员的专业技能和高效协作,也彰显了海上救援的国际合作与人道主义精神。

(一)救援背景与过程

2024年7月14日下午1时5分,"乔治娜希望号"船长突然接到遇险报警呼叫,得知韩国籍油船"KEOYOUNG DREAM 3"发生爆炸,急需救援。船长迅速向公司报备,并指挥全船进行救援准备。

面对复杂的气象条件和海况,船长凭借丰富的经验和冷静的判断,成功控制了"乔治娜希望号"的航速与方向,确保其与"KEOYOUNG DREAM 3"之间的安全距离。随后,他指派了3名经验丰富的船员驾驶救助艇前往遇险船舶进行救援。经过1个多小时的紧张努力,14名韩国籍船员全部被安全营救至"乔治娜希望号"上,无一人受伤。

(二)救援亮点与启示

1. 高效沟通与决策:"乔治娜希望号"船长在接到遇险报警后,立即与公司沟通,并迅速制订了救援方案,体现了高效的应急响应能力。

2. 专业技能与团队协作:救援过程中,船员们各司其职,密切配合,展现了良好的专业素养和团队精神。

3. 国际人道主义精神:此次救援行动不仅挽救了遇险船员的生命,也体现了中国船员在国际海域上的责任与担当。

二、马来西亚海域的跨国救援——"JBB RONG CHANG 8"挖沙船翻覆事件

2018年3月21日,一艘多米尼加籍挖沙船"JBB RONG CHANG 8"在

马来西亚南部麻坡附近水域（马六甲海峡南部）发生倾覆，船上 18 人全部落海。这起事件考验了中马两国在海上救援领域的合作能力。

（一）救援过程

应马来西亚海事局紧急请求，中国海上搜救中心下属的广东省海上搜救中心紧急派出包括潜水员在内的 7 名人员于 22 日凌晨抵马协助搜救。两国救援人员克服了海况复杂、时间紧迫等困难，成功从船舱内救出 3 名被困人员。此次救援行动不仅展示了中国救捞队伍的专业技能，也加深了中马两国在海上安全领域的合作与信任。

（二）救援特点

1. 快速响应：中国救捞队伍在接到求助后迅速行动，展现了高效的应急响应机制。

2. 精准施救：救援人员根据现场情况制订了精准的救援方案，确保了救援行动的成功。

3. 国际合作：此次救援行动是中马两国在海上安全领域合作的重要成果，体现了国际间海上救援的紧密合作。

三、泰国普吉海域的游船倾覆事件

2018 年 7 月 5 日，载有中国游客的游船"凤凰号"和"艾莎公主号"在泰国普吉岛附近海域倾覆，导致多人遇难。此次事件引发了国际社会的广泛关注，也考验了中泰两国在海上救援领域的合作能力。

（一）救援行动

事故发生后，中国交通运输部迅速派遣专业救助小分队赶赴泰国，与泰国方面协同作业，展开救援行动。经过连续奋战，两国潜水作业人员成功将遇难者遗体全部打捞出水，并救出了多名幸存者。此次救援行动不仅挽救了众多生命，也进一步巩固了中泰两国在海上安全领域的合作基础。

（二）救援意义

1. 人道主义救援：此次救援行动体现了中国在国际人道主义救援中的积极态度和责任担当。

2. 国际合作典范：中泰两国在救援行动中的紧密合作成为国际合作的典

范，为其他国家提供了宝贵的经验。

3. 提升救援能力：此次事件也促使中泰两国在海上救援领域进一步加强合作与交流，共同提升救援能力。

海上跨国救援行动是海洋创伤学的重要组成部分，不仅考验着救援队伍的专业素养和应变能力，更是国际间人道主义精神的具体体现。随着国际合作的不断加强和救援技术的不断进步，我们有理由相信海上跨国救援行动将会更加高效、有序地进行，为更多遇险人员带来生命的希望。

第十三章　海洋创伤康复

第一节　海洋创伤康复的原则与方法

海洋创伤康复是恢复患者身体功能、减轻疼痛、预防并发症并促进心理健康的重要过程。这一过程涵盖了从急性损伤期到长期康复的全方位治疗策略。

一、海洋创伤康复的基本原则

（一）早期介入与个体化治疗

海洋创伤发生后，早期介入康复治疗对于预防并发症、加速恢复进程至关重要。个体化治疗原则强调根据患者的年龄、性别、身体状况、损伤类型及严重程度、心理状态等因素制订个性化的康复治疗计划。这要求治疗团队（包括临床医生、康复治疗师、心理治疗师等）进行全面的评估，确保治疗方案的针对性和有效性。

（二）综合性与阶段性治疗

海洋创伤康复是一个综合性的过程，涉及物理治疗、作业治疗、言语治疗、心理治疗等多个方面。创伤治疗应分阶段进行，从急性期的稳定病情、缓解疼痛，到亚急性期的功能恢复、预防肌肉萎缩，再到慢性期的全面康复、提高生活质量。每个阶段的治疗目标和手段需根据患者的恢复情况及时调整。

（三）主动参与与循序渐进

鼓励患者主动参与康复过程是提高康复效果的关键。教育患者了解康复知识、掌握自我锻炼技巧，可以增强其康复信心，促进功能恢复。同时，治疗应遵循循序渐进的原则，从低强度、低难度的练习开始，逐步增加难度和强度，避免过度训练导致的二次损伤。

(四) 团队合作与多学科协作

海洋创伤康复涉及多个学科领域，需要治疗团队之间的紧密合作与沟通。定期召开病例讨论会、共享患者信息、协调治疗方案等方式，可以确保治疗的连贯性和一致性，改善康复效果。

二、海洋创伤康复的常用方法

(一) 物理治疗

物理治疗是海洋创伤康复的核心组成部分，包括关节活动度训练、肌力训练、平衡与协调训练等。运用手法治疗、牵引、运动疗法等手段，可以改善患者的关节活动范围、增强肌肉力量、提高平衡能力，从而恢复或改善身体功能。

(二) 作业治疗

作业治疗旨在帮助患者重新获得或提高日常生活自理能力、工作能力和社交能力。模拟日常生活场景、进行功能性任务练习等方式，可以促进患者的功能恢复和社会再适应。

(三) 言语治疗

对于伴有言语或吞咽功能障碍的海洋创伤患者，言语治疗是必不可少的。运用发音训练、语言理解训练、吞咽功能训练等手段，可以帮助患者恢复或改善言语交流能力和吞咽功能。

(四) 心理治疗

心理创伤是海洋创伤患者常见的并发症之一。心理治疗通过认知-行为疗法、心理教育、情绪支持等方式，帮助患者调整心态，缓解焦虑、抑郁等负面情绪，提高患者应对创伤的能力。

(五) 药物治疗与辅助器具的使用

在海洋创伤康复过程中，药物治疗也是重要的辅助手段。根据患者的具体情况，可酌情使用镇痛药、消炎药、神经营养药等药物。此外，辅助器具如轮椅、拐杖、矫形器等的使用，可以为患者提供必要的支持和保护，促进功能恢复。

三、特殊注意事项

（一）并发症的预防与处理

在康复过程中，应密切关注患者的病情变化，及时发现并处理可能出现的并发症，如感染、深静脉血栓形成、压疮等。加强护理、预防感染、定期评估等措施，可以降低并发症的发生率。

（二）家庭与社会支持

家庭和社会支持对于患者的康复至关重要。家属应积极参与患者的康复过程，提供情感支持和日常照顾；社会应关注海洋创伤患者的康复需求，提供必要的帮助和支持。

（三）康复效果的评估与调整

定期对患者的康复效果进行评估是确保治疗有效性的重要手段。量化评估患者的功能恢复情况、生活质量改善程度等指标，可以及时调整治疗方案，提高治疗效果。

海洋创伤康复是一个系统的过程，需要遵循早期介入、个体化治疗、综合性与阶段性治疗、主动参与与循序渐进等基本原则，采用物理治疗、作业治疗、言语治疗等多种方法，并关注并发症的预防与处理、家庭与社会支持、康复效果的评估与调整等长期随访与健康管理的特殊注意事项。只有这样，才能最大限度地帮助患者恢复身体功能、提高生活质量。

第二节　海洋创伤的物理治疗

海洋创伤的物理治疗旨在促进患者功能恢复、减轻疼痛，改善患者的生活质量，并预防并发症的发生。

一、物理治疗原则

1. 全面评估，个性化治疗：应对患者的整体状况进行全面评估，包括创伤部位、严重程度、伴随症状、既往病史及心理状态等，以制订个性化的物理治疗方案。

2. 早期干预，促进愈合：海洋创伤后应尽早开始物理治疗，通过合理的运动疗法、物理因子治疗等手段，促进血液循环，加速炎症消退，有利于伤口的愈合和组织的修复。

3. 循序渐进，避免二次损伤：在治疗过程中，应根据患者的恢复情况逐步增加治疗强度和难度，避免过度治疗导致的二次损伤。

4. 综合治疗，注重心理干预：海洋创伤往往伴随心理创伤，因此，物理治疗应与其他治疗手段（如心理治疗、药物治疗等）相结合，全面促进患者康复。

二、物理治疗方法

（一）运动疗法

1. 等长肌肉收缩练习：对于创伤初期或骨折固定期间的患者，可通过等长肌肉收缩练习维持肌肉力量，预防肌肉萎缩。

2. 关节活动度训练：随着病情的好转，逐步进行关节活动度训练，以恢复关节的正常活动范围。

3. 功能性训练：根据患者的职业和生活需求，设计有针对性的功能性训练方案，提高患者的日常生活能力。

（二）物理因子治疗

1. 冷疗与热疗：冷疗可减轻创伤后的肿胀和疼痛，适用于创伤初期；热疗则能促进血液循环，加速组织修复，适用于创伤后期。

2. 超声波治疗：利用超声波的机械效应、温热效应和化学效应，促进局部血液循环，加速炎症消退，促进组织修复。

3. 电疗：电疗包括神经肌肉电刺激（Neuromuscular Electrical Stimulation，NMES）、经皮神经电刺激（Transcutaneous Electrical Nerve Stimulation，TENS）等，可用于缓解疼痛、促进肌肉收缩和神经功能恢复。

(三) 手法治疗

1. 软组织松动术：通过手法对紧张的软组织进行松动，缓解肌肉痉挛和疼痛。

2. 关节松动术：对于关节僵硬或活动受限的患者，采用关节松动术以恢复关节的正常活动范围。

三、物理治疗策略

1. 分阶段实施：将康复治疗分为急性期、亚急性期和恢复期三个阶段，每个阶段制订相应的训练目标和计划。

2. 强化力量训练：在关节活动度和肌肉力量恢复的基础上，逐步增加力量训练，以提高患者的整体功能水平。

3. 平衡与协调训练：针对海洋创伤可能导致的平衡和协调功能障碍，设计专门的平衡与协调训练方案。

4. 心理康复：重视患者的心理康复，通过心理咨询、放松训练等方式，帮助患者克服心理障碍，提高治疗依从性。

5. 家庭与社区融入：鼓励患者积极参与家庭和社会活动，通过模拟日常生活场景的训练，提高患者的社会适应能力。

海洋创伤后的物理治疗是一个复杂而系统的过程，需要多学科团队的紧密合作和患者的积极配合。采取全面评估、个性化治疗、循序渐进的训练以及心理干预等综合措施，可以最大限度地促进患者的功能恢复和心理健康，改善患者的生活质量。

第十四章 海洋创伤心理学

第一节 创伤心理学的发展史

创伤心理学作为心理学的一个重要分支,其发展历程伴随着人们对创伤事件及其心理影响理解的逐步深入。从早期对创伤现象的模糊认识,到现代科学系统的研究和诊疗技术的形成,创伤心理学走过了漫长而复杂的发展道路。

一、早期探索

(一)弗洛伊德与歇斯底里症

创伤心理学的早期探索可以追溯到 19 世纪末至 20 世纪初。西格蒙德·弗洛伊德(Sigmund Freud)在 1905 年提出了歇斯底里症(Hysteria)的心理冲突理论,认为其症状是由意识之外的创伤性事件和仍然有意识但与创伤无关的感觉之间的内在冲突引起的。这一理论标志着心理学界开始关注心理创伤对个体心理健康的影响。然而,与弗洛伊德同时代的约瑟夫·布鲁尔(Josef Breuer)则持有不同观点,他认为歇斯底里症患者进入了一种"混合"状态,即创伤事件后经历两种意识状态。

(二)战争心理创伤的初步认知

早在古代,战争带来的心理创伤就已被记录。荷马的《伊利亚特》生动地描述了战士们的生理和心理困境。然而,直到第一次世界大战期间,战争心理创伤的严重性才逐渐引起人们的重视。士兵们描述的睡眠中断、心悸和呼吸困难等症状,被统称为"炮弹休克"。这些现象初步揭示了战争对个体心理的巨大冲击。

二、学科形成

(一) 创伤后应激障碍的发现

第二次世界大战后,退伍军人普遍报告了高度觉醒的强烈症状,这些症状最初使用"战斗疲劳"或"战斗应激反应"等术语来描述。心理健康界逐渐认识到这些症状是一种独特的心理综合征,即创伤后应激障碍。1980 年,美国精神病学协会(American Psychological Association,APA)正式将创伤后应激障碍纳入《精神疾病诊断与统计手册》(DSM-Ⅲ),标志着创伤心理学作为一门独立学科的正式形成。

(二) 研究的深入与扩展

随着创伤后应激障碍的发现,创伤心理学的研究逐渐深入。研究者们开始关注不同类型的创伤事件对个体心理的影响,包括自然灾害、性虐待、家庭暴力等。同时,创伤心理学的研究对象也从退伍军人扩展到更广泛的受创群体,如儿童、女性、老年人等。

三、当代发展

(一) 创伤后成长理论

近十几年来,创伤心理学的研究方向发生了显著变化。传统创伤心理学主要关注创伤后的负性心理反应和病理性问题,如创伤后应激障碍、重度抑郁等。然而,近年来,研究者们开始关注创伤后的积极变化,即创伤后成长(Post-traumatic Growth,PTG)。理查德·特勒斯奇(Richard Tedeschi)和劳伦斯·卡尔霍恩(Lawrence Calhoun)于 1995 年首次明确提出了创伤后成长的概念,将其定义为经历创伤后个体在心理、社会和认知等方面所表现出的积极变化。

创伤后成长的提出拓宽了创伤心理学的视野,使研究者们开始关注创伤后个体身心功能的正向变化。这一理论不仅有助于更好地理解创伤后的心理过程,也为创伤治疗提供了新的思路和方法。

(二) 神经生物学基础的研究

随着神经科学的发展,创伤心理学的神经生物学基础也得到了深入研究。

创伤后应激障碍与记忆、神经递质、脑结构和功能变化等方面的关系逐渐被揭示。这些研究不仅加深了人们对创伤后应激障碍发病机制的理解，也为创伤后应激障碍的诊断和治疗提供了新的靶点。

（三）临床应用的进展

在临床应用方面，创伤心理学的发展也取得了显著进展。心理治疗技术如认知-行为疗法、眼动脱敏与再加工等已被广泛应用于创伤后应激障碍的治疗，并取得了显著疗效。此外，随着互联网技术的发展，远程心理治疗也逐渐成为一种可行的选择，为更多受创个体提供了便捷的心理健康服务。

第二节　海洋创伤后的心理学表现

在自然灾害领域，海洋灾害以其独特的复杂性和不可预测性，对人类的心理造成了深远的影响。与陆地灾害相比，海洋灾害如海啸、风暴潮、沉船等，不仅带来了物质上的巨大损失，更在心理上给幸存者留下了极深的创伤。

一、海洋创伤后常见心理学表现

海洋灾害的突发性、破坏性和隔离性，使得幸存者在心理层面经历了前所未有的挑战。这些挑战主要体现在以下几个方面。

（一）急性应激反应

在灾害发生的初期，幸存者普遍会出现急性应激反应，如恐惧、焦虑、悲伤等负面情绪，以及疲倦、失眠、噩梦、心率加快等躯体症状。这些反应是在非正常情境下的正常心理防御机制，但如果不加以干预，可能演变为更严重的心理障碍。

（二）创伤后应激障碍

随着时间的推移，许多幸存者会发展出创伤后应激障碍。这一障碍的主要特征包括反复重现创伤经历（闪回）、避免与创伤相关的刺激、情感麻木和警觉性增强。海洋灾害的特殊性在于，其场景往往更加宏大、惨烈，且常伴有强烈的无助感和孤独感，这些因素进一步加剧了创伤后应激障碍的严重程度。

（三）认知与情感障碍

海洋创伤还可能导致幸存者在认知和情感层面出现障碍。他们可能对自己的经历产生怀疑，对现实感到迷茫，甚至产生自责和负罪感。在情感上，他们可能变得冷漠、疏离，难以与他人建立信任关系。

二、海洋创伤与陆地创伤后的心理学差异

尽管海洋创伤与陆地创伤在许多方面存在共性，但由于灾害特性的不同，两者在心理学表现上也存在显著差异。

（一）环境隔离感

海洋灾害往往发生在远离陆地的水域，幸存者可能长时间处于孤立无援的状态。这种环境隔离感不仅加剧了恐惧和焦虑，而且可能导致幸存者产生被遗弃的错觉，从而影响其心理恢复过程。相比之下，陆地灾害虽然也可能造成人员疏散和隔离，但通常更容易获得外部支持和帮助。

（二）灾难场景的特殊性

海洋灾害的场景往往更加宏大、惨烈，如巨浪滔天、船舶倾覆等。这些场景在视觉上具有强烈的冲击力，更容易在幸存者心中留下深深的烙印。此外，海洋环境的广阔性和不可预测性也增加了幸存者的无助感和恐惧感。相比之下，陆地灾害虽然也可能造成严重后果，但其场景相对较为熟悉和可控。

（三）社会支持系统的差异

海洋灾害发生后，由于地理位置偏远和救援难度大，幸存者可能难以迅速获得有效的社会支持。这种支持系统的缺失进一步加剧了幸存者的心理压力。陆地灾害则更容易吸引社会关注和资源投入，为幸存者提供及时的心理援助和物质支持。

（四）文化因素的影响

海洋文化在不同国家和地区中具有不同的内涵和表现。对于某些沿海地区的居民来说，海洋既是生活的源泉也是潜在的威胁。这种文化背景下的海洋创伤可能更加复杂和深刻。相比之下，陆地灾害的心理学表现可能更多地受到当地社会文化和价值观的影响。

第三节　海洋创伤后的心理治疗与社会支持

一、心理治疗的策略与方法

（一）认知-行为疗法

认知-行为疗法通过帮助患者识别并挑战负性自动思维，调整不合理的信念和行为模式，从而减轻焦虑、抑郁等情绪症状。在海洋创伤的治疗中，认知-行为疗法（Cognitive-behavioral Therapy，CBT）尤其适用，特别是在处理幸存者对于灾难事件的反复回忆、恐惧及负罪感等方面。

（二）眼动脱敏与再处理

眼动脱敏与再处理是一种结合了心理动力学、认知行为及生理机制的疗法，通过双侧眼动刺激，帮助患者快速处理并减轻与创伤记忆相关的情感痛苦。对于海洋创伤患者而言，眼动脱敏与再处理（Eye Movement Desensitization and Reprocessing，EMDR）能够有效缓解因灾难场景重现而引发的强烈情绪反应。

（三）团体治疗

海洋创伤往往涉及多人伤亡，幸存者之间可能存在相似的心理创伤体验。团体治疗为这些个体提供了一个安全、支持性的环境，使他们能够分享彼此的经历、情感和支持，增强归属感，共同面对并克服心理困境。

（四）叙事疗法

叙事疗法鼓励患者重新构建个人故事，将创伤经历视为生命故事中的一个章节，而非全部。通过寻找生命中的积极元素和意义，患者能够逐渐从创伤的阴影中走出，重新建立对生活的希望和信心。

二、社会支持体系的建设

(一) 政策与法律保障

政府应制定和完善相关法律法规，确保海洋创伤患者的基本权益得到保障。同时，加大对海洋安全教育的投入，提高公众对海洋风险的认识和防范能力。

(二) 专业服务机构建设

建立专门的海洋创伤治疗中心或心理援助热线，为海洋创伤患者提供及时、专业的心理干预服务。同时，加强心理治疗师、社会工作者等专业人员的培训，提高其应对海洋创伤的专业能力。

(三) 社区与家庭支持

社区和家庭是海洋创伤患者康复的重要支撑。通过组织社区活动、建立互助小组等方式，营造积极向上的社区氛围，为患者提供情感支持和社会归属感。同时，家庭成员应积极参与患者的康复过程，给予关爱、理解和鼓励。

(四) 公众教育与宣传

通过媒体、网络等渠道广泛宣传海洋创伤的相关知识，提高公众对海洋创伤患者的理解和关注。倡导社会各界关注海洋安全、尊重生命，共同营造一个关爱海洋创伤患者的社会环境。

海洋创伤后的心理治疗与社会支持是一个复杂而长期的过程，需要政府、专业机构、社区、家庭及公众等多方面的共同努力。通过构建完善的心理治疗体系和社会支持网络，为海洋创伤患者提供全方位、多层次的帮助和支持，帮助他们早日走出心理困境，重拾生活的希望和勇气。在海洋探索与利用过程中，我们更应注重安全、尊重生命，共同守护这片蔚蓝而神秘的领域。

第十五章 海洋创伤的预防

海洋创伤的预防、救治及康复一直是医学界关注的焦点。海洋创伤不仅会给患者带来身体上的痛苦,还常常伴随着心理、社会等多方面的负面影响。因此,海洋创伤预防的意义不仅在于减少个体痛苦,更在于提升社会整体健康水平、降低医疗成本、促进社会稳定。

第一节 创伤预防的发展史

一、早期探索阶段

创伤预防的概念在医学界已经存在多年,但早期的探索主要集中在创伤救治和康复方面。随着医学技术的进步和人们对健康问题的关注,创伤预防逐渐受到重视。然而,在这一阶段,创伤预防的研究和实践还相对零散,缺乏系统的理论和方法。

二、系统化发展阶段

近年来,随着医学模式的转变和公共卫生体系的完善,创伤预防逐渐走向系统化发展。广义的创伤预防包括通过各种医学手段预防创伤的发生或加重。狭义的创伤预防则指根据创伤发生发展的内在规律采取相应的医学措施,如通过热锻炼提高机体应激蛋白水平等。这些措施不仅有助于降低创伤的发生率,还能减轻创伤后的机体损伤程度。

三、跨学科合作阶段

随着跨学科合作的加强,创伤预防的研究和实践进入了一个新的阶段。在这一阶段，生物医学、心理学、社会学、工程学等多个学科共同参与创伤预防的研究和实践。例如，通过生物医学研究，可以深入了解创伤的发生机制和预防策略；通过心理学研究，可以探索创伤后心理干预的有效方法；通过社会学研究，可以分析创伤事件的社会影响因素等。这种跨学科的合作不仅有助于解决创伤预防中的实际问题，还能推动相关学科的发展。

四、智能化与精准化阶段

随着大数据、人工智能等技术的快速发展，创伤预防正逐步向智能化和精准化方向发展。通过收集和分析大量的创伤数据，可以揭示创伤发生的规律和趋势，为制订科学的预防策略提供依据。同时，利用人工智能技术可以实现对创伤风险的实时监测和预警，提高预防的针对性和有效性。此外，精准医疗技术的发展也为创伤预防提供了新的思路和方法，如通过基因测序等手段识别高风险人群并采取相应的预防措施。

第二节 海洋作业中的安全防护措施

海洋作业是人类探索与利用自然资源的重要领域。从深海勘探、渔业捕捞到海上运输、海洋工程建设，每一项活动都需严格遵循安全防护措施，以确保人员安全、环境保护及作业顺利进行。

一、制度管理与教育培训

（一）安全管理体系建设

海洋作业单位应建立健全的安全管理体系，明确各级安全管理职责，制定详细的安全操作规程和应急预案。通过 ISO 9001 质量管理体系、ISO 14001 环境管理体系及 OHSAS 18001 职业健康安全管理体系等国际标准的认证，提升整体安全管理水平。

（二）安全教育培训

所有参与海洋作业的人员必须接受系统的安全教育培训，包括但不限于海洋环境认知、作业风险评估、个人防护装备使用、紧急逃生与自救技能等。通过定期复训和实操演练，增强员工的安全意识和应急反应能力。

二、技术装备保障

（一）先进船舶与设备

采用符合国际安全标准的船舶和作业设备，如配备自动稳定系统、雷达避碰系统、卫星通信系统等高科技装备的船舶，以及高效、环保的捕捞、勘探工具。确保设备定期维护保养，减少因设备故障引发的安全事故。

（二）个人防护装备

为作业人员配备齐全的个人防护装备，如救生衣、安全帽、防滑鞋、防毒面具、防护眼镜等，并根据作业环境特点选用合适的防护材料。确保装备质量可靠，使用前进行仔细检查，确保其功能完好。

三、作业风险评估与防控

（一）作业前风险评估

每项海洋作业前，应组织专业人员进行全面的风险评估，识别潜在的危险源和风险因素，评估其可能导致的后果及发生概率。根据评估结果，制定相应的风险防控措施和应急预案。

（二）风险动态监控

作业过程中，利用现代科技手段对作业环境进行实时监控，如使用无人机、水下机器人等设备进行远程监测。同时，加强现场巡查和隐患排查，及时发现并消除安全隐患。

四、应急响应预案

（一）应急预案制定

针对不同类型的海洋作业，制订详细的应急预案，包括火灾、碰撞、溢油、人员落水等突发事件的应对措施。预案应明确应急指挥体系、救援力量配置、通信联络方式等内容，确保在紧急情况下能够迅速启动。

（二）应急演练与培训

定期组织应急演练和培训，提高员工在紧急情况下的应变能力和协同作战能力。通过模拟真实场景进行演练，检验应急预案的可行性和有效性，不断完善和优化应急响应机制。

（三）外部救援合作

与周边海域的搜救中心、海事部门等建立紧密的合作关系，确保在发生重大安全事故时能够得到及时有效的外部救援支持。同时，积极参与区域性的海上搜救演练和合作机制建设，提升整体应急救援能力。

第三节 海洋工作环境的安全评估与改进

一、海洋工作环境的特点与风险分析

（一）自然环境的复杂性与多变性

海洋工作环境以其浩瀚无垠、深不可测著称，其特点包括但不限于高盐度、强腐蚀性、极端温度波动、强风巨浪、暗流漩涡、海冰覆盖、生物危害等。这些自然因素不仅直接威胁着海洋作业人员的生命安全，还可能对作业设备造成损害，进而加剧工作环境的危险性。

（二）作业任务的多样性与高风险性

海洋工作种类繁多，包括但不限于渔业捕捞、海上运输、油气勘探与开发、海洋科学研究、海上救援、海底电缆铺设与维护等。每项任务都伴随着特定的风险，如高空作业坠落、潜水作业减压病、船舶碰撞沉没、有毒有害物质泄露等，对海洋作业人员的专业技能、身体素质及应急处理能力提出了极高要求。

（三）人为因素与管理漏洞

人为失误、安全意识淡薄、操作规程不严格、应急预案不完善等管理漏洞，也是导致海洋工作安全事故频发的重要原因。此外，长时间海上作业导致的疲劳积累、心理压力增大等问题，同样不容忽视。

二、海洋工作环境的安全评估

（一）环境风险评估

采用多学科交叉的方法，对海洋工作环境进行全面的风险评估。利用遥感技术、海洋气象预报、海流模拟等手段，获取实时、准确的海洋环境数据；结合历史事故案例，识别潜在的自然灾害风险、环境污染风险及生物危害风险等。

（二）作业风险评估

针对不同作业任务，分析其作业流程、技术难度、设备要求及人员配置等因素，评估作业过程中的安全风险。重点关注高风险作业环节，如潜水作业、起重作业、爆炸物处理等，制订详细的安全操作规程和应急预案。

（三）人为因素与管理水平评估

通过问卷调查、访谈、现场观察等方式，了解海洋工作者的安全意识、技能水平、健康状况及心理状态；同时，对作业单位的管理体系、安全文化、应急预案及执行情况进行评估。识别并纠正人为失误和管理漏洞，提升整体安全管理水平。

三、海洋工作环境的改进措施

（一）加强环境监测与预警

建立和完善海洋环境监测系统，实现对海洋环境的实时监测和预警。利用先进的信息技术，提高环境数据的收集、处理和分析能力，为海洋工作者提供及时、准确的环境信息，降低自然灾害和环境污染的风险。

（二）优化作业流程与设备升级

针对高风险作业环节，优化作业流程，减少人为干预和误操作的可能性。同时，加大投入力度，引进先进的作业设备和防护装备，提高作业效率和安全性。加强设备的维护和保养工作，确保设备处于良好的工作状态。

（三）提升人员素质与应急能力

加强海洋工作者的安全教育和培训工作，提高其安全意识、技能水平和应急处理能力。建立健全的心理健康服务体系，关注海洋工作者的心理健康问题，提供必要的心理支持和干预。制订和完善应急预案，定期组织应急演练和救援技能训练，提高应急响应速度和救援能力。

（四）完善管理体系与监督机制

建立健全的海洋工作环境安全管理体系和监督机制，明确各级管理职责和权限。加强安全管理制度的执行力度和监管力度，确保各项安全制度和措施得到有效落实。建立安全隐患排查和整改机制，及时发现并消除安全隐患，防止事故的发生和扩大。

海洋工作环境的安全评估与改进是一项长期而艰巨的任务。随着科技的进步和人类对海洋认知的深入，我们有理由相信未来的海洋工作环境将更加安全和高效。然而，这需要我们持续不断地努力和创新，不断提升海洋工作者的安全意识和技能水平；加强国际合作与交流，共同应对海洋环境带来的挑战和机遇。只有这样我们才能更好地保护海洋资源、维护海洋生态平衡、实现人类与海洋的和谐共生。

第四节 海上航行个人防护装备

海上航行中，作业人员面临着极端天气、海难事故、生物侵害等多重威胁。个人防护装备（Personal Protective Equipment，PPE）作为抵御这些风险的第一道防线，其重要性不言而喻。合理的个人防护装备不仅能够减轻或避免伤害，还能提高作业人员在紧急情况下的自救互救能力，从而保障航行任务的顺利完成。

一、各类个人防护装备的使用

（一）救生衣

种类：分为成人型、儿童型、工作型等，根据作业人员体型和作业需求选择。

性能：具备浮力大、穿戴方便、不易脱落等特点，能在落水后迅速提供浮力，保持头部露出水面。

使用方法：出发前检查救生衣是否完好，穿戴时确保所有扣带系紧，调整至舒适位置。

（二）防护服

种类：包括防水服、防寒服、防火服等，根据航行区域和季节变化选择。

性能：防水服应具有良好的防水透气性能，防寒服须具备足够的保暖效果，防火服则需在高温环境下能够保护穿戴者免受火焰和高温灼伤。

使用方法：穿戴前检查服装有无破损，穿戴时确保所有拉链、纽扣等闭合紧密，注意调整服装尺寸以适应活动需求。

（三）安全帽

种类：通常由硬质塑料或复合材料制成，具有抗冲击、耐磨损等性能。

性能：能有效减轻头部在碰撞、坠落等事故中的伤害。

使用方法：出发前检查安全帽有无裂痕、损坏，佩戴时调整至合适位置，确保带子系紧且舒适。

（四）防护眼镜/面罩

种类：包括防飞溅眼镜、化学防护面罩等，根据作业环境选择。

性能：防飞溅眼镜能防止液体、碎片等飞溅物伤害眼睛，化学防护面罩则能抵御有毒气体、蒸汽等侵害。

使用方法：确保眼镜或面罩干净无雾，佩戴时紧贴面部，避免漏气。

（五）呼吸防护装备

种类：包括防尘口罩、防毒面具等，根据有害气体种类选择。

性能：能有效过滤空气中的有害颗粒、气体或蒸汽，保护呼吸系统健康。

使用方法：使用前检查装备有无损坏，正确佩戴并调整至舒适位置，定期更换滤芯或检查装备密封性。

（六）听力保护装备

种类：包括耳塞、耳罩等，根据噪声强度选择。

性能：能有效降低噪声对听力的损害，保护作业人员听力健康。

使用方法：在噪声环境下正确佩戴，确保密封性良好，避免长时间暴露在高强度噪声中。

二、个人防护装备的使用与维护策略

1. 使用前检查：每次使用前，应仔细检查个人防护装备是否完好无损，如有损坏或过期应立即更换。

2. 正确穿戴：按照装备的使用说明正确穿戴，确保装备能够充分发挥其保护作用。

3. 定期维护：定期对个人防护装备进行清洁、消毒和检查，确保装备处于良好状态。对于需要定期更换的部件（如滤芯、电池等），应按照制造商的建议及时更换。

4. 培训与教育：加强对作业人员的个人防护装备使用培训和教育，提高作业人员的安全意识和自我保护能力。

5. 应急演练：定期进行应急演练，检验个人防护装备在紧急情况下的使用效果，并不断优化使用流程和应急处置方案。

海上航行个人防护装备是保障作业人员安全的重要措施之一。合理选择、正确穿戴和定期维护个人防护装备，可以显著降低海上事故中的人员伤害风险。因此，作业人员应充分认识到个人防护装备的重要性，并在实际航行中严格遵守相关规定和要求。同时，航运企业和监管部门也应加强对个人防护装备的管理和监督力度，确保作业人员在海上航行过程中得到充分的保护。

附录　海洋救援设备清单

一、基础生命支持设备

1. AED：AED 是海上急救箱中的核心设备之一，能够在心搏骤停时自动分析心律并施以电击除颤，是挽救生命的关键。

2. 心肺复苏机：对于长时间或复杂的 CPR 操作，心肺复苏机能够提供稳定、持续的压力支持，减轻救援人员的体力负担，提高复苏成功率。

3. 氧气供应系统：包括氧气瓶、面罩、鼻导管等，用于为患者提供必要的氧气支持，特别是在呼吸困难或窒息的情况下。

4. 吸引器与吸痰管：用于清除患者呼吸道内的分泌物或异物，保持呼吸道通畅，是维持呼吸功能的重要措施。

二、止血与包扎设备

1. 止血带与止血钳：在海洋环境中，快速有效的止血是救治严重创伤的首要任务。止血带可用于四肢大出血的紧急止血，而止血钳则适用于手术或深部伤口的止血。

2. 加压包扎材料：包括无菌纱布、绷带、三角巾等，用于对伤口进行加压包扎，以减少出血、保护创面、预防感染。

3. 止血粉与凝血酶：对于难以控制的出血，可考虑使用止血粉或凝血酶等局部止血药物，以加速凝血过程。

三、伤口处理与消毒设备

1. 无菌手术包：包含手术刀、剪刀、镊子、持针器等基本手术器械，以及无菌敷料、缝合线等，用于处理需要缝合的伤口。

2. 消毒剂与消毒棉球：用于伤口及周围皮肤的清洁消毒，减少感染风险。常用的消毒剂包括碘伏、酒精等。

3. 抗生素软膏与创可贴：对于轻微伤口，可使用抗生素软膏预防感染，并用创可贴进行简单包扎。

四、疼痛管理与镇静药物

1. 镇痛药物：如吗啡、芬太尼等强效镇痛药，用于缓解患者因创伤引起的剧烈疼痛。

2. 镇静药物：如地西泮、咪达唑仑等，用于控制患者情绪，减少因疼痛或恐惧引起的过度应激反应。

五、监测与评估设备

1. 生命体征监测仪：能够实时监测患者的心率、血压、呼吸频率、血氧饱和度等生命体征，为救治决策提供重要依据。

2. 血糖仪与血气分析仪：对于昏迷或病情危重的患者，及时监测血糖和血气分析有助于评估其内环境状态，指导治疗方案的调整。

3. 便携式超声仪：可用于快速评估患者的器官损伤、胸腔积液、心包积液等情况，为诊断提供直观依据。

六、特殊救治设备

1. 抗休克裤：对于下肢严重创伤伴大量出血的患者，抗休克裤可通过压迫下肢血管减少出血，同时增加回心血量，有助于维持循环稳定。

2. 真空负压引流装置：对于复杂伤口或感染伤口，真空负压引流装置能够持续吸引伤口内的渗出液和坏死组织，促进伤口愈合。

3. 便携式呼吸机：对于呼吸衰竭的患者，便携式呼吸机能够提供必要的呼吸支持，维持生命体征稳定。

七、通信与导航设备

1. 卫星电话与对讲机：确保海上医疗救援团队与陆地医疗中心之间的即时通信，及时报告患者情况并请求支援。

2. GPS定位系统与海图：帮助救援团队准确定位患者位置，规划最佳救援路线，提高救援效率。

海洋创伤救治设备应充分考虑海洋环境的特殊性及创伤救治的实际需求。上述设备仅为基本配置，具体可根据船舶类型、航行区域及任务性质进行适当调整。同时，加强海上医疗救援人员的专业培训与演练，提高其在复杂环境下的应急处置能力，这是确保海洋创伤救治成功的关键。